健康中国 原创科普

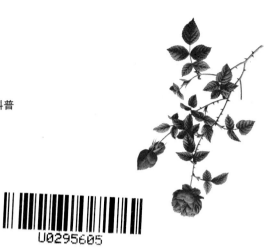

杨青敏 主编

医务工作者

健康锦囊

上海交通大學出版社

SHANGHAI JIAO TONG UNIVERSITY PRESS

内容提要

医务工作者常年在医院工作,工作环境复杂多变,又经常接触患者群体,同时由于工作性质存在无法规律饮食、诊疗久坐、手术久站、心理压力大、院内交叉感染等职业高危因素,容易罹患消化道疾病、腰椎间盘突出、下肢静脉曲张及内分泌失调等疾病,从而给医务工作者带来了诸多健康困扰。本书基于医务工作者的工作环境特性,从生理、心理、社会、环境等方面向医护人员提供健康指导,真正落实使医务工作者自身早发现、早诊断、早治疗的三级健康管理目标,做到防患于未然,保证自身健康以更好地为人民服务。

图书在版编目(CIP)数据

医务工作者健康锦囊/杨青敏主编.—上海:上海交通大学出版社,2019
ISBN 978-7-313-21249-8

Ⅰ.①医… Ⅱ.①杨… Ⅲ.①医药卫生人员-保健-基本知识
Ⅳ.①R161

中国版本图书馆 CIP 数据核字(2019)第 080389 号

医务工作者健康锦囊

主　　编　杨青敏

出版发行　上海交通大学出版社　　　　地　　址　上海市番禺路 951 号
邮政编码　200030　　　　　　　　　　电　　话　021-64071208
印　　制　常熟市文化印刷有限公司　　经　　销　全国新华书店
开　　本　710mm×1000mm　1/32　　印　　张　9.125
字　　数　163 千字
版　　次　2019 年 9 月第 1 版　　　　　印　　次　2019 年 9 月第 1 次印刷
书　　号　ISBN 978-7-313-21249-8/R ISBN 978-7-89424-188-7
定　　价　32.00 元

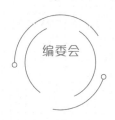

编委会

主　编　杨青敏

副主编　周　丹　解　薇

编　委　(按姓氏笔画排列)

　　　　王　婷　王光鹏　乔建歌　朱金芬

　　　　张　璐　赵振华　曹健敏　曹　莹

　　　　龚　晨　童亚慧　董永泽

主　审　刘　军　施劲东

插　图　叶梦茹　罗嘉懿　郑夏霖

前　言

健康中国，科普先行

"没有全民健康，就没有全面小康""健康长寿是我们共同的愿望"……悠悠民生，健康最大。人民健康是民族昌盛和国家富强的重要标志，习近平总书记在十九大报告中提出的实施健康中国战略，是新时代健康卫生工作的纲领。2019 年 7 月 16 日，国务院健康中国行动推进委员会正式对外公布《健康中国行动（2019—2030 年）》文件，提出到 2030 年的一系列健康目标，围绕疾病预防和健康促进两大核心，提出将开展 15 个重大专项行动，促进以治病为中心向以人民健康为中心转变，努力使百姓、群众不生病、少生病。

此外，我国劳动者群体面临的一大健康问题就是慢性疾病的预防和健康教育知识的普及，而职业健康问题也日益凸显，我国由此提出了"全人、全程、全生命"的健康管理理念。今后要将慢病管理的重点转向一级预防，健康的关键在于防患于未然。早发现、早诊断、早治疗的三级管理目标的落地实施，除了依靠医务人员的努力之外，更是离不开每个个体的积极配合。

随着我国经济的快速发展和物质生活水平的不断提高，如何才能健康长寿，成为百姓和群众最关心的事情，也迫切要求我们通过开展健康科普工作，将健康领域的科学知识、科学方法、科学精神向公众普及传播，不断提升健康教育信息服务的供给力度，更好地满足百姓和群众的健康需求。科普书籍赋予百姓、群众医学健康科普教育知识，让人们听得懂、学得会、用得上，更好地进行健康自我管理，促进身心健康。

在此契机下，复旦大学附属上海市第五人民医院南丁格尔志愿者科普团队以及医务护理专家及研究生团队，十几年来致力于慢病科普、社区健康管理及医院-社区-家庭健康教育的科普工作，撰写了健康科普丛书共20余本。此次在前期研究的基础上，历时3年，坚持理论与实践相结合，以"需求导向"为原则，组织撰写了"职业健康科普锦囊丛书"，力求帮助工人、农民、军人、警察、照护者、教师、司乘人员、社会工作者、白领和医务工作者10个职业的人群了解健康管理知识，更深层次地体现职业健康管理科普的教育作用。

"小锦囊，大智慧"，各个职业因为工作性质不同，劳动者工作环境和生活方式存在很大差异，因而形成了各自行业中高发的"生活方式病"，本丛书以这些"生活方式病"的预防和护理为出发点,循序渐进,层层深入,力求帮助各行业的劳动者形成一种健康的生活方式,不仅是"治病",更是"治未病",以达到消除亚健康、提高身体素质、减轻痛苦的目的,做好健康保障、健康管理、健康维护,帮助民众从透支健康的生活模式向呵护健康、预防疾病、促进幸福的新健康模式转换,为健康中国行动保驾护航! 同时,本丛书在编写时引入另外一条时间主线,按照春、夏、秋、冬季节交替,收集每个季节的高发疾病,整理成册,循序渐进。其中,对于有些行业在相同季节发病率都较高的疾病,如春季易发呼吸系统疾病,夏季泌尿系统和消化系统疾病高发,冬季心脑血管疾病危害大,即使是相同的疾病,由于患者的职业不同,护理措施和方法也不一样。

这套职业健康科普丛书,源于临床,拓展于科普,创于实践,推广性强,凝聚着南丁格尔科普志愿者团队的智慧和汗水,在中华人民共和国70华诞之际,谨以此书献给共和国的劳动者。在丛书即将出版之际,我们感谢上海市科学技术委员会(编号:17dz2302400)、上海市科学技术委员会科普项目(编号:19dz2301700)和闵行区科学技术协会(编号:17-C-03)对我们团队提供的基金支持。感谢参与书籍编写工作的所有医务工作者、科普团队、志愿者、研究生团队对各行各业劳动者的关心，对健康科普和健康管理工作的热情，共同为"健康中国 2030"奉献自己的力量！

献给生命的工程师——我们身边的医务工作者

有这样一个职业：他们双手托住生命的希望；他们用专业知识技能、关切与鼓励，赋予生命战胜病魔的勇气和信心；他们兢兢业业，一丝不苟；他们身担重任，救死扶伤。在无数个日升月落中，挽回了一个又一个生命。从乡村到城市，从白昼到黑夜，无论是酷暑还是寒冬，只要生命需要救助，他们都义无反顾，只为担得起这一身白衣的重任。"医生""护士"，只是平凡的称谓，却包含着医学专业科学的高度和医者仁心的温度。

医务工作者就是病房里穿着白大褂的医生吗？

医务工作者团队是一个非常庞大的群体，这个群体包含了医生、护士、临床检验师、康复治疗师、心理治疗师、营养师等，其中医生群体因术业有专攻，又分为全科医生、内科医生、外科医生、妇产科医生、儿科医生、老年科医生、急诊科医生等。他们的工作场地是门诊、病房、手术室，也可以是检验科、B超室、康复科；他们的武器是听诊器、血压计、注射器等各种精密仪器；他们的职责是维护全人类的健康。

哪些"个性"疾病威胁医务工作者的健康？

每一个患者群体在不同的阶段面临不同的健康困扰，相对应的，医生在为患者施行诊疗活动时采用适合于患者的健康管理方案，在整个过程中，医生也不断面临着多种多样的职业伤害。外科医生常年站在手术台上低头手术，患下肢深静脉血栓和颈椎病的概率明显增加；急诊科医生每天都忙碌在临床一线，长期压力应激反应以及不规律生活作息导致的胃炎、胃溃疡、甲状腺肿块、肿瘤等疾病威胁着他们的健康；每当季节交替，尤其是冬春季节，呼吸道传播疾病在儿童中传播，作为儿科患者的健康卫士，为了拉近与小患者之间的距离，缓解儿童患者的紧张焦虑情绪，儿科医生常常摘下口罩，用阳光可爱的微笑和亲昵的肢体语言迎接每位小患者，保证就诊过程轻松愉快。但是正因为如此，不少儿科医生也受到了呼吸道传播疾病的无情威胁，身体免疫系统受损的同时伴随着严重的工作效率降低……

哪些"普遍"的疾病持续吞噬着医务工作者的健康？

除了与专业相关的疾病外，还有一些常见疾病在所有的医务工作者群体中都呈现高发趋势，常年穿梭在病房导致细菌、病毒交叉感染，忙于工作无法规律饮食导致消化道溃疡、胃肠病，久坐、久站导致腰椎间盘突出及下肢静脉曲张等，长期职业压力带来内分泌系统疾病及心理问题，这些职业病给医务人员带来了诸多健康困扰。躯体上的疾病尚且可以治疗，心理上的创伤却难以抚平。医务工作者见惯了人世间的生老病死和悲欢离合，承受的心理压力和精神创伤远远多于躯体疾患。焦虑、抑郁、烦躁、恐惧等心理疾病也是医务工作者中的常见病。

那么，"医生们"生病了怎么办呢？

然而"医者不自医"，医务工作者将所有的时间和精力都用于消除患者病痛，但是却无暇管理自身的健康。医务工作者是患者的健康卫士，但同时他们也是最普通的人，他们是家庭中的一分子，是社会的一员；他们也是父母子女妻子丈夫。电视、网络、报纸等大众媒体经常有关医务工作者因为"过劳"，猝死在工作岗位的报道。失去医务工作者不仅会造成家庭、社会的不稳定，更是医疗系统的巨大损失。

关爱医务工作者，科普先行。

科普团队作为一个拥有专业健康管理知识的医学团队，致力于提高医务工作者的身心健康，基于医务工作者的工作环境特性，在充分访谈及文献研究的基础上写成此书，针对医务工作者健康，从生理、心理、社会、环境等方面向医护人员提供健康指导，真正使医务工作者落实自身早发现、早诊断、早治疗的三级健康管理目标，做到防患于未然。关注医务工作者的健康是我们科普团队义不容辞的责任，在帮助医务工作者的同时，也间接帮助了千千万万等待救治的患者。同时，我们也呼吁社会各界，给医者多一份关爱和宽容，他们也是最普通的劳动者，也承受着与其他职业相同的重任与压力。

　　这本科普原创由复旦大学附属上海市第五人民医院的一线临床资深护理工作者和研究生团队、南丁格尔志愿者团队撰写，编者们将自身多年工作体验和疾患困扰融汇其中，根据临床一线医护人员的工作特点，以通俗易懂的笔墨和生动形象的图画，对常见职业病的病因、症状、预防与治疗方法、护理小贴士等进行描述，凝聚着对医务人员的崇高敬意。感谢每一位编者的全情投入，本书的出版得到了医院院办、党办、科教科、护理部及各部门领导的大力支持，感谢为本书付出辛勤努力的每一位成员！

　　谨以此书献给奋战在临床一线的生命的工程师们，感恩你们献身医学的满腔热情和悬壶济世的医者仁心。作者作为最普通的医务工作者把本书献给维护健康的劳动者，也送去我们南丁格尔志愿者的一份心愿。

　　2019，我们聆听习近平总书记的新年寄语——"我们都在努力奔跑，我们都是追梦人"，为健康中国2030，大家一起努力！

周　丹　解　薇

目 录

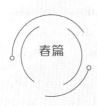
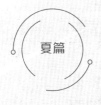

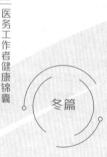

秋篇

冬篇

医务工作者健康锦囊

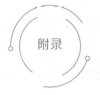

附录

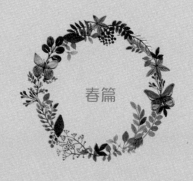

春篇

春天从这美丽的花园里走来
就像那爱的精灵无所不在
每一种花草都在大地黝黑的胸膛上
从冬眠的美梦里苏醒
——雪莱

1

急性上呼吸道感染

一、疾病概述

急性上呼吸道感染（acute upper respiratory tract infection）简称"上感"是鼻腔、咽或喉部急性炎症的总称。急性上呼吸道感染有广义和狭

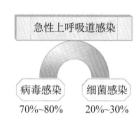

急性上呼吸道感染

病毒感染 70%~80%　　细菌感染 20%~30%

义之分，广义的上感通常包括一组疾病，如普通感冒、病毒性咽炎等，而狭义的上感通常指普通感冒。引起急性上呼吸道感染的病原体多为病毒，也有少数发病由细菌引起。

急性上呼吸道感染全年都可发病，但是以冬、春季节高发，季节突变常常作为急性上呼吸道感染的诱发因素，且可通过飞沫和接触传播。医护人员工作在一线，每天要接诊不同疾病种的患者，若不做好个人防护工作，尤其是在紧急突发状况时，忽略戴口罩的重要性，随时会有感染的风险。并且医生和护士都需要值夜班，春季昼夜温差大，很多医护工作者在治疗和护理的过

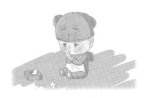

程中疏于对自身的关注,容易因着凉诱发急性上呼吸道感染。根据病因和临床表现的不同,急性上呼吸道感染又分成不同的种类,医护人员中以普通感冒多见。

二、临床表现

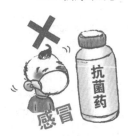

（1）起病较急,以鼻咽部卡他症状为主。

（2）初起时出现咽痒、咽干和咽痛,也可能同时合并鼻塞、流鼻涕,鼻涕由清水样至2～3天后变稠。

（3）可能出现鼻腔黏膜充血、水肿,咽部轻度充血等体征。

（4）并发咽鼓管炎症时,可能会引起听力减退、声音嘶哑和少量黏液痰。

（5）部分患病者会同时有低热、轻度畏寒、头痛等全身症状。

（6）一般5～7天可以痊愈。

三、护理指导

（1）环境和休息。保持工作环境中适宜的温度和相对湿度,经常开窗通风,保持空气流通,在救治患者的同时,也为自己创造一个优质

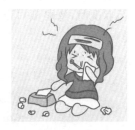

的工作环境,尽量多休息。

(2)饮食护理。多喝温开水,多摄入清淡、高热量、高蛋白、富含维生素的食物,如鱼、虾、牛肉、绿叶青菜、新鲜水果等。

(3)用药护理。如果出现发热头痛,可以适当使用解热镇痛药,如复方阿司匹林、对乙酰氨基酚、布洛芬等,应当在咨询专科医生后按照安全剂量使用,防止发生药物不良反应。

(4)防止交叉感染。工作过程中做好手的消毒隔离,无论是否患有感冒,都应该戴口罩,防止发生交叉感染。

四、护理小贴士

1. 防寒保暖

春季昼夜温差较大,夜间值班的医生和护士请注意增添衣物,可以外穿值班棉服,也可在工作服内增加若干衣物,脚上应该穿棉袜,切勿赤脚穿鞋导致寒气侵体,需要从室内步入室外时尤其要做好防寒保暖。

2. 劳逸结合

医护人员因为工作性质的特殊性,工作时间同其他工作人员有很大的不同。医生在工作期间面对的都是躯体或者心灵患有疾病的人,每天精神处在高度紧张状态,在诊疗的间歇期可以通过起身活动、外出散步、听轻音乐等方式来舒缓紧绷的神经。下班后休息期间可以适当进行娱乐活动,暂时忘记忙碌的工作。

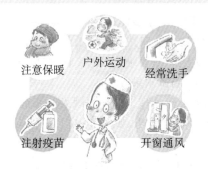

注意保暖　户外运动　经常洗手

注射疫苗　开窗通风

3. 体育锻炼

医生和护士值班期间工作十分忙碌，所以宝贵的休息时间大多都被上网、睡眠等静态活动所占据。因为长期熬夜，大部分医护人员抵抗力明显低于常人，所以更要加强体育锻炼以增强体质，可以适当进行游泳、慢跑、散步、打羽毛球等有氧运动，在锻炼身体的同时放松心情。

4. 寻求倾诉的对象

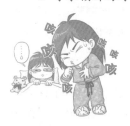

工作中难免遇到委屈和不满，这些不良情绪长期积压在身体内部，久而久之会造成心理甚至是躯体的失衡和情绪的大爆发。我们是患者倾诉的对象，扮演垃圾处理站的角色，但是医护人员同样也需要倾诉的对象，以排除自身的不良情绪，保证职业心理的健康。

2

急性气管-支气管炎

一、疾病概述

急性气管-支气管炎,大多是病毒、细菌感染,或者其他部位的感染,如急性上呼吸道病毒感染(腺病毒、流感病毒)、细菌感染(流感嗜血杆菌、肺炎链球菌)迁徙而来;也可能是由于物理或者化学性的因素刺激,如冷空气、粉尘、刺激性的气体等,或者是吸入了致敏性物质,如花粉、有机粉尘、寄生虫等,引起的气管-支气管黏膜的急性炎症。

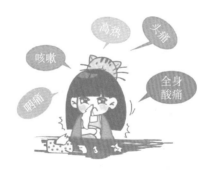

二、临床表现

(1) 呼吸道症状。鼻塞、流鼻涕、声音嘶哑、咽痛等急性上呼吸道感染症状,可伴有干咳,甚至咳痰,痰量和痰液的性状会随着疾病的发展而

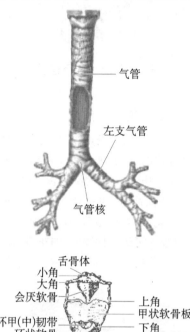

气管

左支气管

气管核

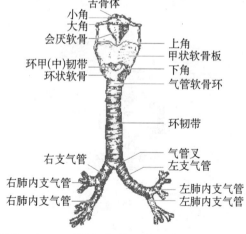

舌骨体
小角
大角
会厌软骨
环甲(中)韧带
环状软骨

上角
甲状软骨板
下角
气管软骨环

环韧带

右支气管
右肺内支气管
右肺内支气管

气管叉
左支气管
左肺内支气管
左肺内支气管

发生变化，由少量黏痰转为黏液性脓痰或者脓性痰，痰液量逐渐增多，更有甚者出现痰中带血。咳嗽、咳痰可持续 2～3 周，吸烟者呼吸道症状更趋严重。咳嗽剧烈也可导致气管受累，深呼吸和咳嗽时有胸骨后疼痛感；支气管痉挛时有气促、胸部紧缩感。

（2）全身症状。较轻，乏力伴有低热或中等程度发热，大多会在3～5天后有所缓解。

三、护理指导

（1）咳嗽、咳痰。咳嗽、咳痰比较严重时应该注意休息，避免过度劳累，寻求专科医生的帮助，根据自己的症状体征选择合适的止咳、祛痰药物。干咳剧烈者可选用喷托维林、氨溴酸右美沙芬等止咳药，如果痰液很多时不建议使用可待因类强力镇咳药。痰液难以咳出时可以选择使用溴己新、盐酸氨溴索等。也可以使用兼具止咳、祛痰作用的复方甘草合剂，必要时联合使用雾化吸入法。咳嗽咳痰诱发支气管痉挛和支气管哮喘时，遵医嘱使用茶碱类支气管舒张药。

（2）饮食指导。进食清淡易消化营养丰富的饮食，如鱼、虾、牛肉等优质蛋白，提供能量的同时补充钙质，多摄入新鲜的蔬菜和水果，补充维生素对于疾病的康复和抵抗力的修复都十分有意义，咳嗽咳痰是消耗性的活动，可适当在正餐中间加入辅助营养。但是避免食用，辛辣、高盐、高糖、高脂肪等刺激性食物，

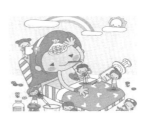

如榨菜、辣椒、蛋糕等,以免加重呼吸道症状。

（3）药物指导。使用止咳祛痰药前应该咨询呼吸专科的医生,配合使用适当的抗生素以控制气管-支气管的炎症,最好请专业医师开具医嘱,使用过程中防止不良反应的发生。

（4）安全防护。对花粉、粉尘等过敏的医护人员,在上下班途中或者户外活动时尽量远离花粉,可佩戴口罩等防护用品,防止发生过敏反应。

四、护理小贴士

（1）加强体育锻炼。久坐或者久站可能是医护人员每天的常态,大部分医护人员认为每日的工作强度很高,已经达到锻炼身体的要求,不需要再额外进行体育锻炼。这种观念是错误的,每天单一姿势的工作并不是严格意义上的体育锻炼,体育锻炼需要通过多种方式,利用自然因素（日光、空气、水）和公共体育设施,以提高身体素质、促进健康、增强体质、娱乐身心为目的而进行活动。医护人员长期在封闭的室内环境进行工作,

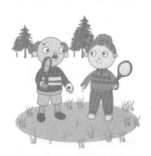
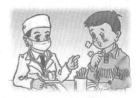

缺乏有氧运动，可以利用休息时间进行游泳、慢跑、爬山、瑜伽等有氧运动，在增强体质的同时，放松紧张的心情。

（2）呼吸新鲜空气。工作环境的限制导致医护人员上班期间很少有机会能够呼吸到新鲜空气，再加上医护人员大多数时间都要佩戴口罩，很大程度上阻隔了空气的流通。病房每日的消毒液混杂着药品的味道，构成了刺激性的气体，冲击着医护人员的呼吸道。医护人员应在工作的间歇或者午休的时间走出办公室，去室外呼吸新鲜的空气。办公室和病房也应该注意定时开窗通风，保证空气的流通，为患者和自己营造一个良好的环境。

（3）勤饮水。水的摄入可以稀释痰液，同时滋润呼吸道，促进痰液的充分排除。应尽量饮用温开水，避免饮用冷水或冰水，防止因刺激呼吸道和胃而诱发更严重的呼吸道痉挛。

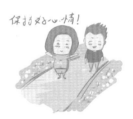

保持好心情！

3

支气管哮喘

一、疾病概述

支气管哮喘又简称哮喘,是由多种细胞(如嗜酸性粒细胞、肥大细胞、T细胞、中性粒细胞、气道上皮细胞)和细胞组分参与的气道慢性炎症性疾病。这种慢性炎症导致气道高反应性和广泛多变的可逆性气流受损,并引起反复发作性的气急、胸闷或咳嗽等症状,常在夜间和(或)清晨发作并加重,多数患者可自行缓解或经治疗后缓解。支气管哮喘如贻误诊治,随着病程的延长会产生气道不可逆性狭窄和气道重塑。目前哮喘已经成为全球性疾病,全球约有 1.6 亿甚至更多患者,我国的患病率为 1‰~4‰。

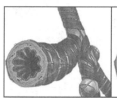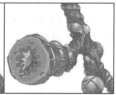

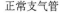

正常支气管　　　　哮喘发作时的支气管

(1) **遗传因素。** 亲属中有哮喘的患者,患病率高于普通人,并且血缘关系越近,患病的概率越高,病情也越严重。研究表明:与气道高反应性、IgE 调节和特异性相关的基因在哮喘的发病中起重要作用。

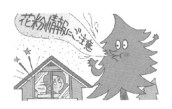

（2）环境因素。主要为哮喘的激发因素，包括吸入性变应原，如尘螨、花粉、真菌、动物毛屑等；也有的由于感染引起，如细菌、病毒、原虫、寄生虫等。此外，部分食物（如鱼、虾、蟹、蛋、牛奶等）、药物和气候变化也可导致哮喘的发生。

（3）典型的临床症状。气道炎症是哮喘发病的本质，反复发作的伴有哮鸣音的呼气性呼吸困难是哮喘的典型症状。严重者呈强迫坐位或端坐呼吸，甚至发绀等，干咳或者咳大量白色泡沫样痰。哮喘在夜间及凌晨发作并加重。

（4）并发症。发作时可并发气胸、纵隔气肿、肺不张，反复发作和感染可并发慢性支气管炎、肺气肿和肺源性心脏病。

二、疾病分期

（1）急性发作期。气促、咳嗽、胸闷等症状突然发生，常伴有呼吸困难，以呼气流量降低为特征，常因接触刺激物或者治疗不当所致。

（2）慢性持续期。在哮喘非急性发作期，仍

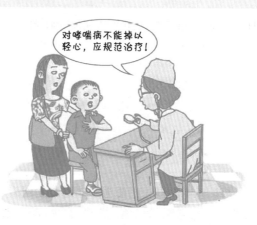

对哮喘病不能掉以轻心，应规范治疗！

然会有不同程度的哮喘症状。

（3）缓解期。系统经过或未经过治疗、症状和体征消失，肺功能恢复到急性发作前水平。

三、护理指导

（1）环境指导。居室环境布置应以简单为主，保证空气流通、阳光充足，温度相对湿度适宜，减少花草等植物的摆放，避免接触过敏原，避免使用刺激性强的消毒液。工作期间尽量佩戴口罩，减少消毒液的刺激。

（2）舒适体位。哮喘发作时选择一个舒适的卧位，尽量避免仰卧位，因为仰卧位时会引起进行性气流受阻，可取侧卧位，避免或减少发作。也可以采取半卧位或坐位，使膈肌下降，以利于呼吸肌的活动，增加肺活量，减轻呼吸困难。可以尝试调整体位以寻找舒适体位，减少因长期保持一种姿势而引起的疲劳。夜间睡眠时可在背后垫舒适软

枕保持半卧位,以减少夜间哮喘的发作次数。

（3）氧疗指导。自觉胸闷、气促症状明显时,应该进行氧疗,选择鼻塞或面罩吸氧,一般氧流量调整为 2～4 L/min,进行氧疗时首先要保证用氧环境安全,进行有效的湿化。自我监测用氧的效果,即胸闷、气促症状是否有所缓解。

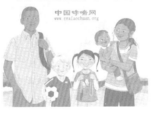

（4）用药指导。①激素是目前控制哮喘最有效的药物,如果选择静脉用药,应该注意自我监测有无局部血管刺激症状、胃部不适及激动失眠等,尤其是连日静脉大量用药时容易出现上述症状。大量补液时,不能因为自身具有医学知识而加快补液速度,应保证用药过程的安全。②β_2 受体激动剂是控制哮喘急性发作的首选药,而吸入法因作用直接等多种优点为最佳选择。常见的不良反应有心悸、骨骼肌震颤等。③氨茶碱是目前治疗哮喘的有效药物,患有重症哮喘时首选静脉给药,注射速度不超过 0.4 mg/(kg·min),以防止中毒症状发生。常见的不良反应有失眠或不安,静注速度过快可引起头痛、头晕、恶心、呕吐、心悸、心律失常或血压下降、中枢兴奋烦躁不安甚至惊厥等现象。

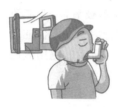

(5)饮食指导。选择营养丰富的清淡饮食,多摄入新鲜水果、蔬菜。尽量避免食用容易引起哮喘发作的食物,如鱼、虾、蟹、蛋类、牛奶等。

(6)戒烟、戒酒。烟酒中的一些化学物质会刺激呼吸道,诱发支气管哮喘,降低呼吸道及肺的顺应性。很多医生因为平时工作压力大,会有抽烟或者饮酒的不良习惯,错误地认为吸烟和饮酒是一种放松的方式。患有任何呼吸道疾病时,都应该限制烟、酒的摄入。

四、护理小贴士

(1)饮食篇。哮喘的饮食原则是清淡、少刺激,不宜过饱、过咸、过甜,忌生冷、酒、辛辣等刺激性食物。自身为过敏性体质者应尽量少食蛋白类食物,如果发现某种食物有诱发支气管哮喘的迹象,应避免进食。为了保证营养的均衡可以多食植物性大豆蛋白,如豆类及豆制品等。还要保证各种营养素的充足和平衡，特别应增加抗氧化营养素，如β-胡萝卜素、维生素C、维生素E及微量元素硒等。可以尝试吃食用菌类调节免疫功能。

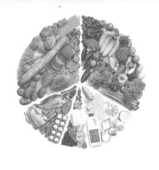

（2）心理篇。医院本身就是支气管哮喘的教育基地，医护人员应该以身作则，学习支气管哮喘的健康知识，加入到健康教育活动中。通过有计划、有目的的教育过程，达到增进健康知识的目的。减少哮喘发作时的恐惧及紧张情绪，这种心理负担能加重哮喘的症状和体征。尝试创造一个良好的人际关系氛围，以减轻心理负担。增加同事之间的沟通和交流，互相帮助和支持，可以在工作中互相检测和护理，增加安全感。保持心情开朗，有利于疾病的康复。

（3）补水篇。哮喘发作时，由于进食少、多汗及呼吸频率快，水分大量蒸发，容易造成脱水或呼吸道干燥，导致痰液无法咳出而加重呼吸道感染。除了依靠补液外，还要主动多喝水，多喝温开水，禁止饮用冰冷的水，减少对咽喉部和呼吸道、消化道的刺激。

（4）运动篇。可以选择慢跑、散步、打球、打太极拳、气功、游泳等运动。为了增进心肺功能储备，增强体质，尽量在发作缓解期进行体育锻炼，

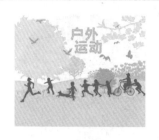

以改善有氧代谢能力。运动的时间和强度以及运动方式的选择要根据个人的具体情况，量力而行。运动的时间以30～45分钟为宜，体力较差时适当减少运动时间，并且选择散步、打太极拳等低强度的运动练习；体力较好时练习较快的步行、慢跑、缓慢地登楼、游泳等。运动时吸入冷而干燥的空气可加重支气管痉挛，吸入暖和潮湿的空气可减轻支气管痉挛。因此，运动时最好在暖和温润的环境中进行，温水游泳对哮喘患者非常有益。

（5）哮喘不能吃不能碰的物品：哮喘患者忌吃（或少吃）食物有鸡蛋黄、公鸡、肥猪肉、羊肉、狗肉、海鱼、蛤类、蟹、虾；木瓜、韭菜、金针菜、笋（或笋干）、花生、咸菜、辣椒、胡椒；糖精、香精、色素、巧克力；雪糕等冷饮；汽水等碳酸饮料；酒、咖啡、浓茶等；远离花粉、动物毛屑、粉尘、冷空气等。

（6）喷雾器的使用方法。①将喷雾器摇匀；②彻底呼气；③将喷雾器喷口含在嘴内；④吸入剂量后屏住呼吸；⑤慢慢呼吸；⑥吸入剂通常需用2次，可于半分钟至一分钟后再次重复①～⑤。

医务工作者健康锦囊

定量喷雾剂的吸入法

① 开盖摇匀

② 尽量呼气

③ 将喷嘴放入口内

④ 用力按下并深吸气

⑤ 屏息10秒种

⑥ 慢慢呼气

脑梗死

一、疾病概述

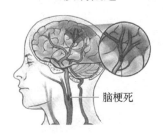

脑梗死

脑梗死旧称脑梗塞,又称缺血性脑卒中(cerebral ischemic stroke),是指因脑部血液供应障碍,缺血、缺氧所导致的局限性脑组织的缺血性坏死或软化。脑梗死的临床常见类型有脑血栓形成、腔隙性梗死和脑栓塞等,脑血栓形成是脑梗死最常见的类型,约占全部脑梗死的60%,因而通常所说的"脑梗死"实际上指的是脑

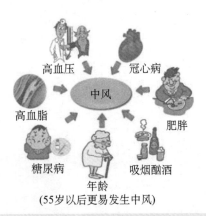

高血压 冠心病

中风

高血脂 肥胖

糖尿病 吸烟酗酒

年龄
(55岁以后更易发生中风)

血栓形成。脑梗死的发生可能与一些躯体疾病（如糖尿病、肥胖、高血压、风湿性心脏病、心律失常等）有关，还可能发生于各种原因的脱水，各种动脉炎，休克，血压下降过快、辐度过大等引起的应激状态。

以往认为中老年人群因为脑血管的老化和机体调节机制的退化而容易发生脑梗死，但是近年来，随着生活水平的发展，人们生活方式的改变，脑梗死的发生逐渐呈现年轻化。究其原因可能与人们饮食习惯的改变、运动的减少、生活压力增大等有关。医护人员每天的工作强度大，体育锻炼的机会相对较少，并且因为特殊的工作性质需要经常熬夜，长期的生物钟颠倒造成机体的功能下降，容易发生脑梗死，应该引起广大医护人员的重视。

二、临床表现

（1）主观症状。头痛、头昏、头晕、眩晕、恶心、呕吐、运动性和（或）感觉性失语甚至昏迷。

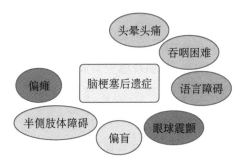

（2）脑神经症状。双眼向病灶侧凝视，中枢性面瘫及舌瘫，假性延髓性麻痹如饮水呛咳和吞咽困难。

（3）躯体症状。肢体偏瘫或轻度偏瘫、偏身感觉减退、步态不稳、肢体无力、大小便失禁等。

三、疾病分类

（1）腔隙性脑梗死。脑梗死的直径小于1.5 mm，表现为亚急性起病、头昏、头晕、步态不稳、肢体无力，少数有饮水呛咳，吞咽困难；也可有偏瘫、偏身感觉减退，部分患者没有定位体征。

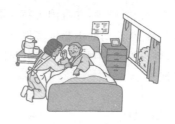

（2）中等面积梗死。突发性头痛、眩晕，频繁恶心、呕吐、神志清醒，偏身瘫痪或偏身感觉障碍、偏盲、中枢性面瘫及舌瘫，假性延髓性麻痹、失语等。

（3）大面积梗死。患者起病急骤，表现危重，可以有偏盲偏瘫、偏身感觉减退甚至四肢瘫、脑疝、昏迷等。

四、护理指导

（1）卧床休息。急性期应限制体力活动，绝

对卧床休息,病室保持安静、光线适宜,减少来自
环境的刺激,卧床时可以缓慢变换体位,保护受
压处的皮肤,但不可过快、过猛地改变体位,减少
脑血管的压力。

(2) 饮食与营养。发病当天禁食,可以依靠
补液维持机体需求,48 小时后病情稳定者可以适
当进食清淡易消化的食物和新鲜的蔬菜、水果,
保证水的摄入量。

(3) 预防便秘。便
秘时因为用力排便会增
加脑血管的压力,诱发
或者加重脑梗死的进
程。养成定时排便的习
惯,多食新鲜蔬菜和水
果,保证水的摄入量,按
摩腹部,必要时可以使
用开塞露等通便药物。

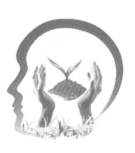

(4) 用药指导。脑梗死是一个高致残率及
高致死率的疾病。一旦确诊,应该争取超早期治
疗,在发病 3~4.5 小时内尽可能静脉溶栓治疗,
在发病 6 小时内可进行适当的急性期血管内干
预;发生脑梗死应立即前往专科门诊接受治疗,
以早期确定个体化和整体化治疗方案,提高治
愈率。使用右旋糖酐时应注意有无过敏反应,
使用血管扩张剂时注意应关注血压变化,防止
血压偏低,使用溶栓剂和抗凝剂时应该警惕出
血征象。

（5）戒烟限酒。烟中的化学物质尼古丁导致肾上腺素和甲状腺素的分泌增多，引起心跳加快、血压升高；吸烟还会导致血管收缩或痉挛，使血流阻力增大，血管壁损伤，血小板释放和聚集，血液黏度增加，加速心、脑、肾等全身器官动脉粥样硬化，促使血栓形成；烟中的一氧化碳造成血管壁内皮细胞缺氧，造成脑动脉粥样硬化。此外，吸烟还有致畸、致残的作用。

（6）心理指导。患有脑血管疾病时，患者常有忧郁、沮丧、烦躁、易怒、悲观失望等情绪反应，尤其在合并肢体或者其他功能障碍时。应主动向家属和同事诉说心理上的体会，取得周围亲友的关心体贴和安慰鼓励，积极向上的情绪会有利于疾病的康复。

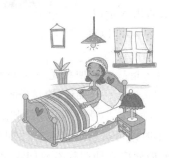

（7）尊重患者，耐心倾听患者诉说。与患者谈话时声音要大、语速要慢，简短清晰，重复重点，必要时可使用辅助器材，如助听器，识字卡片等，以便更好地沟通。

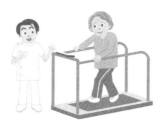

脑梗死与生活习惯有关吗？

必须改掉不良习惯

五、护理小贴士

（1）营造舒适的居住环境。室内光线充足，温度相对湿度适宜，保证空气的流通；物品的摆放要以方便生活为目的，减少障碍物和危险品的放置；保持地面平坦、干燥、防滑，穿着轻便、合脚、防滑的软底鞋，防止跌倒；有条件的家庭可以安装监控仪、警铃等电子智能设备，及时识别跌倒的风险。

（2）饮食指导。饮食应当低脂、低盐、低胆固醇,富含维生素、多纤维素,尽量避免食用动物脂肪、内脏、甜食等,增加新鲜蔬菜、水果、豆制品、鱼虾类。多喝水,适当喝茶,建议晨起后饮用一杯白开水,减少血液黏稠度,促进血液循环。规律饮食,切忌暴饮暴食。

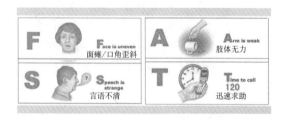

（3）康复训练指导。患有脑梗死后会有肢体功能障碍或者语言功能障碍的风险,有一些是疾病原因,部分则是因为没有及时进行正确有效的康复训练所致。康复训练可以从日常生活活动开始,学习自己洗脸、梳头、吃饭、穿衣等。急性期应该卧床休息,最好采取平卧位,增加脑部血液供应,卧床期间可以进行主动或者被动的肢体功能训练,翻身、按摩、活动四肢;病情稳定期,尽早下床活动,从床上训练逐步过渡到床边坐起,床旁室内行走、室外行走、上下楼梯,逐渐增加运动的时间和次数。有很多研究表明早期功能锻炼有利于脑血管意外患者的功能恢复。可以利用日常交流增加对语言功能的康复。

（4）睡眠指导。保证充足的睡眠对患者疾病的康复非常重要。养成早睡早起的良好睡眠习

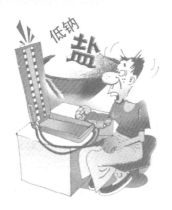

惯，每天按时上床睡觉，机体在此时间会反应性
地要求休息。

　　保证良好的睡眠物理环境，避免光线和噪声
的刺激，调整合适的温度、相对湿度。晚饭尽量少
吃难消化、油腻或有刺激性的食物，睡前 2 小时不
可喝含酒精或咖啡因的饮料，不喝浓茶。可以通
过饮用热牛奶，洗热水澡，或听轻音乐的方式诱
导睡眠。睡前不进行剧烈运动，功能锻炼可以放
在睡前 4 小时进行。睡前减少脑力活动，洗个热
水脚，全身感到更舒适并有利于睡眠。

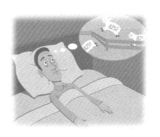

5

红眼病

一、疾病概述

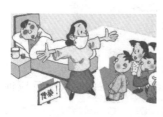

红眼病，医学术语称为急性结膜炎。正常情况下，结膜具有一定防御能力，但当防御能力减弱或外界致病因素增加时，将引起结膜组织炎症发生，这种炎症统称为结膜炎。按病程可分为超急性、急性、亚急性和慢性。一般发病较急，造成急性结膜炎的原因以病毒感染最为常见，另外还有细菌感染。门诊中较常碰到的是病毒感染所引起的急性结膜炎，1～2天内开始发病，常常为双眼发病。传染性强，并且有重复感染（如再接触患者还可得病）的危险，从几个月的婴儿至八九十岁的老人都可能发病。流行快，患红眼病后，常常是一人得病，在1～2周内造成在家庭、幼儿园、学校、工厂内等的广泛传播。

医护人员工作的环境常常有多种细菌和病毒滋生、蔓延，工

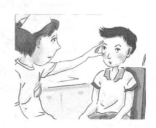

作忙碌时,如果不注意手的消毒隔离,很容易感染急性结膜炎。尤其是眼科医生,如果接诊了急性结膜炎的患者,在诊疗时需要对其进行眼部的检查,如果忽视了自我防护,感染的风险无疑会增加。

二、临床表现

（1）眼部症状。初期感到双眼发烫、烧灼感、畏光、眼红,自觉眼睛磨痛,好像揉进了沙子般地疼痛难忍,紧接着眼睑红肿、怕光、流泪,早晨起床时,眼睛

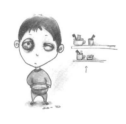

常被分泌物粘住,不易睁开。有时结膜上出现小出血点或出血斑,分泌物呈黏液脓性,有时在睑结膜表面形成一层灰白色假膜,角膜边缘可有灰白色浸润点。

（2）全身症状。严重者可伴有头痛、发热、疲劳、耳前淋巴结肿大等全身症状。

三、护理指导

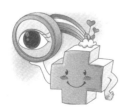

（1）保持眼部清洁。患急性结膜炎时眼部分泌物较多,除了药物治疗外,还应细心地护理眼部,经常保持眼部

清洁。

（2）减少眼疲劳。患急性结膜炎时有畏光流泪的症状，为了减轻不适，尽量避免光和热的刺激。注意眼部休息，减少看书或看电视的时间，出门时可佩戴太阳镜，避免阳光、风、尘等刺激。保证使眼部分泌物排出畅通，降低局部温度、抑制病菌繁殖生长，眼部不可包扎或戴眼罩。

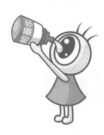

（3）用药指导。前往眼科门诊咨询专业人员后用药，急性结膜炎初期时眼部宜做冷敷，有助于消肿退红。禁止早期热敷，因为热敷会使眼球充血，导致炎症扩散引起并发症。在炎症没有得到控制时，忌用激素类眼药。此外，病毒性结膜炎禁用激素类眼药。根据眼科医生开具的医嘱，按剂量和疗程用药，切勿擅自改变。

四、护理小贴士

（1）手-眼卫生。红眼病可以通过直接接触患病个体的分泌物传播，最常见的途径为手-眼传播，公用脸盆、毛巾等物品亦可引起传播。医护人员在诊疗过程中经常接触可能患有红眼病的患者，接触时应注意

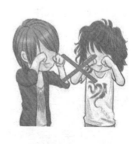

做好个人防护，戴好手套，接诊下一位患者时应及时更换手套，污染的手套应丢弃在医疗废弃物中，集中处理。诊疗结束前后使用专门的手消毒液使用六步洗手法彻底清洗双手，勤剪指甲，改掉用手揉眼睛的不良习惯。

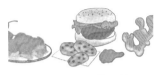

忌食辛、辣、炸、炒

（2）饮食指导。患有红眼病时禁止食用辛辣刺激性食物，如辣椒、大蒜、胡椒等，应该多食用清淡易消化、富含营养的饮食，增加蛋白质和新鲜蔬菜、水果的摄入，增强抵抗力。增加水的摄入量。

6

过敏性鼻炎

一、疾病概述

过敏性鼻炎即变应性鼻炎,是指特应性个体接触变应原如花粉、粉尘后,主要由 IgE 介导的介质(主要是组胺)释放,并有多种免疫活性细胞和细胞因子等参与的鼻黏膜非感染性炎性疾病,也可能是由基因与环境互相作用而诱发的多因素疾病。变应性鼻炎的危险因素可能存在于所有年龄段。

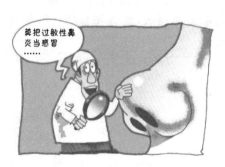

莫把过敏性鼻炎当感冒……

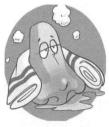

过敏性鼻炎发生的必要条件有 3 个:①特异性抗原即引起机体免疫反应的物质;②特应性个体即所谓个体差异、过敏体质;③特异性抗原与特应型个

体两者相遇。变应性鼻炎已经成为一个全球性健康问题,可诱发许多疾病,甚至造成劳动力的丧失。

二、临床表现

(1)打喷嚏。每天可发生数次或者阵发性发作,每次多于 3 个,多在晨起或者夜晚或接触过敏原后立刻发作。

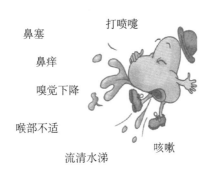

鼻塞
鼻痒
嗅觉下降
喉部不适
流清水涕
打喷嚏
咳嗽

(2)流清涕。流大量清水样鼻涕,甚至可不自觉从鼻孔滴下。

(3)鼻塞。鼻塞呈现间歇或持续性,单侧或双侧,轻重程度不一。

(4)鼻痒。大多数患者鼻内发痒,花粉症患者可伴有眼痒、耳痒和咽痒。

三、护理指导

(1)远离过敏原。常见的过敏原有螨虫、花粉、动物皮屑、真菌变应原(包括霉菌向室内外环

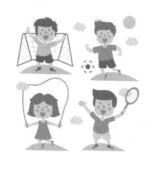

境中释放变应原性孢子),蟑螂变应原、食物变应原(比如牛奶、大豆)。对成人来说的常见的食物变应原还包括花生、坚果、鱼、鸡蛋等。过敏性体质者可以抽血检测自己的过敏原,明确过敏原后,便于对症处理,远离过敏原。

（2）环境指导。保持舒适的居室环境。花粉过敏者,居室中不要摆放花草等植物;动物毛屑过敏者,室内禁止养宠物。保持室内空气流通,温度、相对湿度适宜。

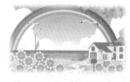

（3）饮食指导。对鱼虾、牛奶、鸡蛋等过敏者,饮食中尽量避免,但是除了变应原外,要保证足够的营养摄入,增加其他

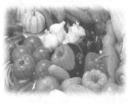

肉类蛋白质和新鲜蔬菜、水果的摄入,以增强抵抗力。无食物变应原过敏者,可以增加优质蛋白的摄入。多饮热水,起到湿润口腔、鼻腔的作用。

（4）体育锻炼。过敏性鼻炎的患者一般自身抵抗力较差,应该加强体育锻炼,春天昼夜温差大,在进行户外锻炼时注意做好保暖工作,必要时戴棉质口罩,防止吸入冷空气造成鼻炎症状加重。

四、护理小贴士

（1）选择合适的口罩。医护人员在工作过程中大部分时间都需要佩戴一次性口罩,一次性口罩散发的化学物质的味道,会造成对鼻黏膜的刺激。佩戴一次性口罩

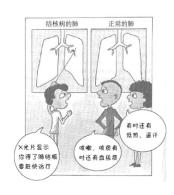

结核病的肺　　正常的肺

X光片显示你得了肺结核要赶快治疗

咳嗽、咳痰有时还有血丝痰

有时还有低热、盗汗

035
春
篇

阻挡刺激性的消毒液味道的同时,也会在一定程度上阻碍气体的流通,所以医护人员每天反复呼吸相对污浊的空气不利于鼻黏膜的健康,很大比例的医护工作者都患有过敏性鼻炎。无奈的是,口罩是必要的防护用具,建议患有过敏性鼻炎的医护人员,可以选用纱布或棉质口罩,增加更换口罩的次数,减少对鼻黏膜的刺激。

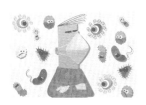

（2）你的鼻子体检了吗？鼻炎虽然反复发作,但是它却是经常被医护人员认为是

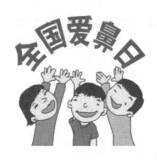

小问题,并被大部分人忽视。每年的健康体检中很少会进行鼻部的体检,建议医护人员提高鼻部的健康保健意识,每年都要进行鼻部的健康体检,预防或者及时治疗过敏性鼻炎。

7

肺结核

一、疾病概述

结核病是由结核分枝杆菌引起的慢性传染病,结核分枝杆菌可侵及全身几乎所有脏器,以肺部结核感染最为常见。结核病是全球流行的传染病之一,排菌者为其重要的传染源。

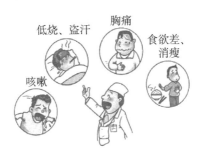

低烧、盗汗　　胸痛　　食欲差、消瘦　　咳嗽

中国是肺结核疫情最严重的 22 个国家之一,结核疫情呈现"三高一低",即患病率高、病死率高、耐药率高,年递减率低。机体免疫力强可防治发病或使疾病减轻,而营养不良、糖尿病、硅肺、艾滋病等患者,婴幼儿、老年人及使用糖皮质激素、免疫抑制剂等使人体免疫功能降低的人群,容易受结核杆菌感染而发病。飞沫传播是肺结核最重要的传播途径。传染源主要是痰中带菌的结核患者。

二、临床表现

（1）全身症状。发热最常见，多为长期午后低热。部分患者有乏力、食欲缺乏、盗汗和体重减轻等全身毒性症状。若肺部病灶进展播散时，可有不规则高热、畏寒等。育龄妇女会有月经失调或闭经。

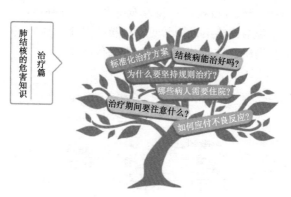

肺结核的危害知识

治疗篇

结核病能治好吗？
标准化治疗方案
为什么要坚持规则治疗？
哪些病人需要住院？
治疗期间要注意什么？
如何应付不良反应？

医务工作者健康锦囊

（2）呼吸系统症状。①咳嗽、咳痰。是肺结核最常见的症状。多为干咳或者有少量白色黏液痰，肺部有空洞形成时痰量增多；合并细菌感染时痰呈脓性且增多；合并厌氧菌感染时有大量脓臭痰；合并气管结核表现为刺激性咳嗽。②咯血。1/3～1/2患者有不同程度咯血，咯血量不等，多为小量咯血，少数严

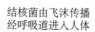

结核菌由飞沫传播经呼吸道进入人体

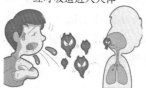

重有大量咯血,甚至发生失血性休克。③胸痛:病变累及壁层胸膜时有胸壁刺痛,并随呼吸和咳嗽而加重。④呼吸困难:多见于干酪样肺炎和大量胸腔积液患者,也可见于纤维空洞性肺结核患者。

三、护理指导

(1)环境指导。保持病室内空气新鲜,每日通风 2 次,每次 15～30 分钟,病室温度适宜 18～22℃,相对湿度控制在 50％～70％。

(2)饮食指导:
进食清淡易消化的高蛋白、高热量、富含维生素的饮食。蛋白质可以增加机体的修复能力,饮食中应有鱼、

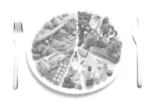

肉、蛋、牛奶、豆制品等动植物蛋白,成人每天蛋白质为 1.5～2.0 g/kg,优质蛋白应占一半以上。维生素 C 具有减轻血管渗透性的作用,促进渗出病灶的吸收,每天还应摄入足够量的新鲜蔬菜和水果。多卧床休息,尽量减少不必要的活动,减少能量消耗。

(3)睡眠指导。保证充足的睡眠和休息,并提供舒适、安静的休息环境,促进抵抗力的修复和疾病的康复。

四、护理小贴士

(1)切断传播途径。医护人员尤其是感染科

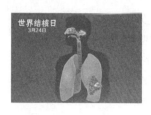

医护人员,长期接触肺结核患者,容易感染结核杆菌。在工作过程中,病室要保持良好的通风,每天按照规定用紫外线消毒,清洁区、半污染区和污染区应明确分开,进入污染区应该穿隔离衣。肺结核是通过飞沫传播,医护人员在进行诊疗和护理时应该佩戴防护口罩,并且每4小时更换一次性口罩。传脱隔离衣前后和护理患者前后都应使用专门的消毒液,按照六步洗手法进行手的消毒。结核患者的排泄物包括痰液,应该装入专门的感染性废弃物中统一处理。

（2）自我保护。医护人员在做好个人防护后,还应该树立健康的生活习惯。养成良好的卫生习惯:生活有规律,坚持体育锻炼,饮食均衡,增强机体抵抗力;咳嗽、打喷嚏时应用纸巾捂住口鼻,不随地吐痰;勤洗手、勤晒被褥,保持室内空气流通。

（3）防患于未然。医护人员,尤其是感染科医护人员应重视体格检查,如果发现异常症状和体征,应该立即

前往医院就诊,切忌盲目自信。肺结核要早发现、早诊断、早治疗。

8

麻疹

一、疾病概述

麻疹是儿童最常见的急性呼吸道传染病之一，其传染性很强，在人口密集而未普种疫苗的地区易发生流行，2～3年一次大流行。麻疹通过呼吸道分泌物飞沫传播。儿科医生接触患儿后有感染的风险。

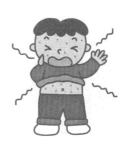

二、临床表现

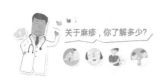

临床上以发热、上呼吸道炎症、眼结膜炎、皮肤出现红色斑丘疹、颊黏膜上有麻疹黏膜斑、疹退后遗留色素沉着伴糠麸样脱屑为特征。常并发呼吸道疾病，如中耳炎、喉-气管炎、肺炎等，麻疹脑炎、亚急性硬化性全脑炎等严重并发症。

三、护理指导

（1）卧床休息。病室应保持空气新鲜流通，室温不可过高，以 18～20℃ 为宜，相对湿度为 50%～60%，室内光线不宜过强，可用窗帘遮挡，防止阳光对眼睛的刺激。

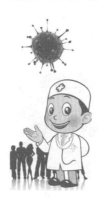

（2）饮食指导。给予营养丰富、高维生素、易消化的流质和半流质，补充充足的水分。注意维持水、电解质平衡。禁食油腻、辛辣、刺激、生冷食物。恢复期应逐渐提高饮食质量。

（3）心理护理。如被感染，切忌急躁、焦虑等不良情绪，应以积极乐观的心态配合治疗和护理。

四、护理小贴士

（1）自我防护。医护人员尤其是儿科医护人员，接诊麻疹患儿时容易被感染。在工作过程中，病室要保持良好的通风，每天按照规定用紫外线消毒，麻疹是通过飞沫传播，医护人员在进行诊疗和护理时应该佩戴防护口罩，并且每 4 小时更换一次性口罩。

（2）体育锻炼。医护人员在工作之余也应该加强体育锻炼，增强自身抵抗力。

9

风疹

一、风疹概述

风疹是由风疹病毒（rubella virus，RV）引起的急性呼吸道传染病，包括先天性感染和后天获得性感染。临床上，以前驱期短、低热、皮疹和耳后、枕部淋巴结肿大为特征。一般病情较轻，病程短，预后良好。但风疹极易引起

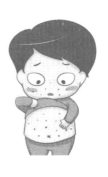

暴发传染，一年四季均可发生，以冬春季发病为多，易感年龄以 1～5 岁为主，故流行多见于学龄前儿童。而医护人员，尤其是儿科医护人员在接诊风疹患儿时有被感染的风险，故应加强防护。患者是风疹唯一的传染源，一般儿童与成人风疹主要由飞沫经呼吸道传播，人与人之间密切接触也可传染。

二、风疹的临床表现

（1）潜伏期。14～21 天。

（2）前驱期。1～2 天，有低热、或中度发热、头痛、疲倦、乏力及咳嗽、流涕、咽痛等轻微上呼吸道症状。

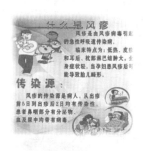

（3）出疹期。发热1～2天后出现皮疹，皮疹初见于面颈部，迅速扩展躯干四肢，1天内布满全身，但手掌、足底大多无皮疹。皮疹初起呈细点状淡红色斑疹、斑丘疹或丘疹，直径2～3 mm。面部、四肢远端皮疹较稀疏，部分融合类似麻疹。躯干尤其背部皮疹密集，融合成片，躯干皮疹一般持续3天(1～4天)消退，亦有称"三日麻疹"。可有耳后、枕后、颈部淋巴结肿，结膜炎，或伴有关节痛(关节炎)等。

（4）无疹性风疹。风疹患者只有发热、上呼吸道炎、淋巴结肿痛而无皮疹。

三、护理指导

（1）自我防护。医护人员尤其是儿科医护人员，接诊风疹患儿时容易因飞沫传播被感染。在

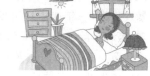

工作过程中，病室要保持良好的通风，每天按照规定用紫外线消毒，风疹是通过飞沫传播，医护人员在进行诊疗和护理时应该佩戴防护口

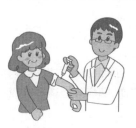

罩,并且每 4 小时候更换一次性口罩。

（2）体育锻炼。医护人员在工作之余也应该加强体育锻炼,增强自身抵抗力。

四、护理小贴士

（1）卧床休息。病室应保持空气新鲜流通,室温不可过高,以 18～20℃ 为宜,相对湿度在 50%～60%,室内光线不宜过强,可用窗帘遮挡,防止阳光对眼睛的刺激。患风疹后一般不需要特殊的治疗,更不需要住院,在家疗养即可。护理风疹也比较简单,发热时应休息,若有高热,可服用退热药物,还要注意皮肤和口腔的清洁卫生,自然出疹,不可采取其他干预手段进行"捂疹"或者可以挑破皮疹,防止感染。

（2）饮食指导。给予营养丰富、高维生素、易消化的流质和半流质,补充充足的水分。注意维持水、电解质平衡。禁食油腻、辛辣、刺激、生冷食物。

（3）心理护理。如被感染,切忌急躁、焦虑,应以积极乐观的心态配合治疗和护理。

10

带状疱疹

一、疾病概述

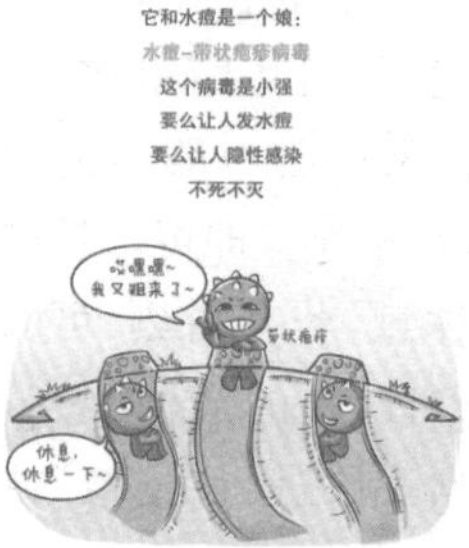
它和水痘是一个娘:
水痘-带状疱疹病毒
这个病毒是小强
要么让人发水痘
要么让人隐性感染
不死不灭
我又粗来了~
休息,
休息一下~

带状疱疹是由水痘-带状疱疹病毒引起的急性感染性皮肤病。对此病毒无免疫力的儿童被感染后,发生水痘。由于病毒具有亲神经性,感染后可长期潜伏于脊髓神经后根神经节的神经元内,当抵抗力低下或劳累、感染、感冒时,病毒可再次生长繁殖,并沿神经纤维移至皮肤,使受侵犯的神经和皮肤产生强烈的炎症。本病好发于成人,春秋季节多见。发病率随年龄增大而呈显著上升。

二、临床表现

(1) 全身症状。乏力、低热、食欲缺乏等。

(2) 局部皮肤症状。局部皮肤首先出现潮红斑,很快出现粟粒至黄豆大小的丘疹,簇状分布而不融合,继之迅速变为水疱,疱壁紧张发亮,疱液澄清,外周绕以红晕,各簇水疱群间皮肤正常;皮损沿某一周围神经呈带状排列,多发生在身体

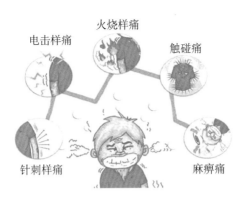

火烧样痛

电击样痛

触碰痛

针刺样痛

麻痹痛

的一侧，一般不超过正中线。神经痛为本病特征之一，病程一般 2～3 周，水疱干涸、结痂脱落后留有暂时性淡红斑或色素沉着。病毒可经呼吸道黏膜进入血液形成病毒血症。

三、护理指导

（1）自我防护。医护人员在工作过程中，病室要保持良好的通风，每天按照规定用紫外线消毒，带状疱疹可经呼吸道传播，医护人员在进行诊疗和护理时

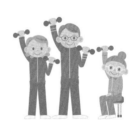

应该佩戴防护口罩。诊疗和护理患者前后都应使用专门的消毒液，按照六步洗手法进行手的消毒。

（2）体育锻炼。医护人员在工作之余也应该加强体育锻炼，增强自身抵抗力。

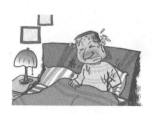

（3）疼痛护理。穿宽大衣裤，防止衣服过小摩擦患处增加疼痛。可采取分散注意力的方法，看电影、听音乐、看书等。取舒适的卧位以减轻疼痛。必要时遵医嘱应用止痛药及神经营养药。

四、护理小贴士

（1）卧床休息。病室应保持空气新鲜流通，室温不可过高，以 18～20℃ 为宜，相对湿度保持在 50%～60%，应卧床休息。为防止水疱压破，可取健侧卧位。床单被褥要保持清洁，内衣应勤换，且应柔软，以防摩擦而使疼痛加剧。注意保持皮肤的清洁卫生，防止感染。

（2）饮食指导。给予营养丰富、高维生素、易消化的流质和半流质，补充充足的水分。注意维持水、电解质平衡。患带状疱疹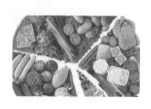者禁食酒、烟、生姜、辣椒、羊肉、牛肉及煎炸食物等辛辣温热之品，食后易助火生热。

（3）心理护理。如被感染，切忌急躁、焦虑，应以积极乐观的心态配合治疗和护理。

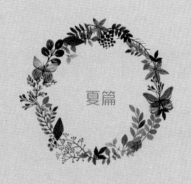

夏篇

清新、健康的笑
犹如夏天的一阵大雨
荡涤了人们心灵上的污泥
灰尘及所有的污垢
显现出善良与光明
——高尔基

11

胃炎

一、疾病概述

胃炎是多种不同病因引起的胃黏膜急性和慢性炎症,常伴有上皮损伤、黏膜炎症反应和上皮再生,胃炎是最常见的消化系统疾病之一。根据临床发病的缓急和病程的长短,可以分为急性胃炎和慢性胃炎,一般慢性胃炎较多见,约占胃镜检查患者的 80％～90％,随着病程的延长,萎缩性病变的发生率逐渐增高。

医务人员身处特殊职业环境,极易受幽门螺杆菌(*Helicobacter pylori*,HP)感染等各种因素

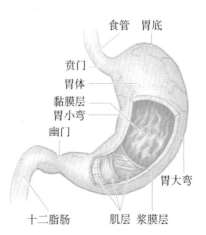

食管　胃底

贲门

胃体

黏膜层
胃小弯

幽门

胃大弯

十二脂肠　　　肌层　浆膜层

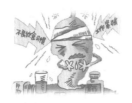

影响,从而导致上消化道疾病的发生。

研究显示,医务人员亚健康发生率为57.9%~66.5%,其中上消化道疾病占主要部分。上消化道疾病的发生早期是以组织黏膜病变开始的,缺乏特异的临床症状。研究表明从性别、年龄分布来看,发生上消化道疾病的医务人员,男性远多于女性,年龄以45~50岁居多,占58.64%。这与男性多从事外科的手术操作,工作时间更长,饮食睡眠作息不规律,以及多处于管理层,工作压力大,各种不良因素接触较多有关。此外,与男性中吸烟喝酒的人群较多,可能也有一定的关系。

此外,胃炎的发生也同医务人员的饮食生活不规律有很大关系,如长期不吃早餐、饮食时间不规律、三餐未按时进餐、进食过快,尤其是外科医生,不规律饮食会引起消化系统功能紊乱、胃酸分泌异常、胃黏膜防御功能下降,从而增加上消化道疾病的发生的概率。

二、临床表现

(1)上腹痛。大多数胃炎患者有上腹痛。上腹部疼痛多数无规律,与饮食无关。疼痛一般为弥漫性上腹部灼痛、隐痛、胀痛等。

(2)腹胀。部分患者会感腹胀。常常因为胃内潴留食物、排空延迟、消化不良所致。

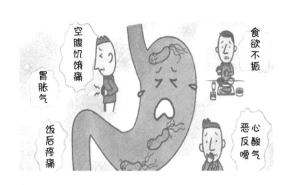

（3）嗳气。有嗳气表明胃内气体增多,经食管排出,使上腹饱胀暂时缓解。

（4）反复出血。出血是在胃炎基础上并发的一种胃黏膜急性炎症改变。

（5）其他症状。食欲缺乏、反酸、恶心、呕吐、乏力、便秘或腹泻等。

（6）常见体征。检查时有上腹压痛,少数患者可有消瘦及贫血。胃镜检查是诊断胃炎的主要方法。

三、护理指导

（1）饮食指导。少食多餐,以软食为主。养成规律的饮食习惯,还要认识到早餐的重要性,不能因为工作忙碌而忽视饮食。

（2）戒烟限酒。烟碱中的尼古丁等有害物质可破坏上消化道黏膜屏障,而长期

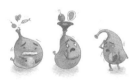

饮酒可对胃黏膜造成直接损害。不少医务人员因为工作压力大,可能会养成吸烟饮酒的不良习惯,应该认识到烟酒对胃黏膜的危害,戒除烟酒。

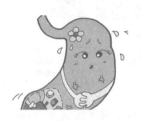

（3）体育锻炼。增加体育锻炼,医务人员因为工作的特殊性参加有氧体育锻炼的时间相对较少,体育锻炼可以增强自身抵抗力,对胃炎的治疗和预后十分有益。

（4）疼痛护理指导。急性发作时应卧床休息,可通过深呼吸等方法转移注意力,以缓解疼痛。也可用热水袋热敷胃部,或饮用热水的方法缓解疼痛。疼痛剧烈时必须马上咨询专科医生,根据医嘱用药。

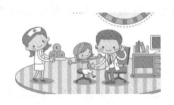

（5）用药指导。常用的保护胃黏膜药物有胶体次枸橼酸铋（CBS）、硫糖铝、氢氧化铝凝胶等;上腹饱胀用多潘立酮;打嗝、腹胀或有反流现象为主者,可用胃动力药,调整胃肠运动功能。如果合并幽门螺杆菌感染,遵医嘱使用抗生素,如克拉霉素、羟氨苄青霉素等,一般可选用两种,常与胃黏膜保护剂和抑酸剂联合应用。常用的抑酸剂药物有碳酸氢钠、氢氧化镁、氢氧化铝凝胶等。上腹疼痛较重者可口服阿托品、溴丙胺太林（普鲁本辛）、颠茄片或山莨菪碱(654-2)，以减少胃酸分泌和缓解腹痛症状。避免使用损害胃黏膜的药物如阿司匹林、吲哚美辛（消炎痛）、红霉素等。

四、护理小贴士

（1）饮食篇。吃容易消化的食物，多吃蔬菜、水果、谷物、豆类、瘦肉、鱼类、贝类和蛋类，多吃干果，因为干果里含有大量的钾和铁。可用干稀搭配的加餐办法补

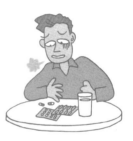

充。多吃些高蛋白食物及高维生素食物，保证机体内各种营养素的充足，防止贫血和营养不良，如瘦肉、鸡、鱼、肝肾等内脏以及绿叶蔬菜、番茄、茄子、红枣等。注意食物酸碱平衡。当胃酸分泌过多时，可喝牛奶、豆浆，吃馒头或面包以中和胃酸；当胃酸分泌减少时，可用肉汤、鸡汤、带酸味的水果或果汁，以刺激胃液的分泌，帮助消化

（2）禁忌篇。医务人员在日常工作中为了提高工作的效率常常会选择饮用浓茶和咖啡，起到提神醒脑的作用，但是浓茶和咖啡都会刺激胃黏膜紧张收缩，损害胃黏膜，尤其是在夜间空腹时，

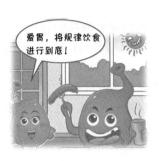

对胃黏膜的损伤更为严重,长时间饮用会造成胃黏膜萎缩甚至出血。夏天,天气炎热,医务人员工作忙碌时经常会选择冷饮来降暑,处在闷热环境中的胃黏膜遇到冰冷的食物后剧烈收缩,会造成胃黏膜的缺血,甚至坏死。建议医务人员采用室外行走或者运动的方式提神醒脑,饮用温开水降温解暑。

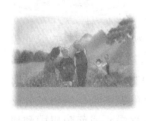

(3)心情篇。慢性胃炎的发病离不开长期的生活压力。外科和急诊科医务人员,长期处在紧张的工作状态中,易导致胃炎的发病。医务人员在平时工作中注意劳逸结合,诊疗结束后可以安静平卧休息,听轻音乐、看娱乐视频、看书等,也可以利用休息时间进行适当的户外活动,如散步、慢跑等缓解紧张的情绪。

12

急性肠炎

一、疾病概述

急性肠炎是夏秋季的常见病、多发病。多由细菌及病毒等微生物感染所致。急性肠炎患者多在夏秋季突然发病，并多有误食不洁食物的病史，有暴发性流行的特点。多表现为恶心、呕吐在先，继以腹泻，每天 3～5 次，甚至数十次不等，大便呈水样，深黄色或带绿色，恶臭，可伴有腹部绞痛、发热、全身酸痛等症状。

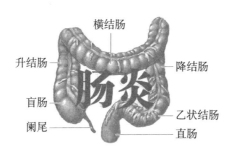

横结肠

升结肠

降结肠

盲肠

乙状结肠

阑尾

直肠

二、发病原因

（1）暴饮暴食，进食过多的高脂、高蛋白食物，饮酒、饮冰凉饮料过多，或受凉之后。

（2）进食腐败、污染的食物，如隔夜食物未加热消毒，不新鲜的螃蟹、海味，久存冰箱内的肉类

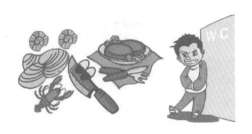

食品,发酵变质的牛奶及奶制品。

（3）对食物产生过敏反应。急性肠炎夏季多发,与天气炎热、食物易腐败有关。

（4）肠道感染,如常见的嗜盐杆菌、沙门氏菌、大肠杆菌、变形杆菌及葡萄球菌等感染。

三、临床表现

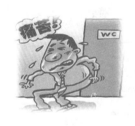

（1）腹痛腹泻。以肚脐周围痛多见,呈阵发性绞痛,排便后腹痛略有减轻。稀水样便,含有不消化食物残渣,每日排便 7～8 次,最多可达十几次。

（2）恶心、呕吐。呕吐起病急骤,常先有恶心,继之则呕吐,呕吐物多为胃内容物。

（3）肠鸣音亢进。不利用听诊器即能听见亢进的肠鸣音。

（4）全身症状。低热,恶心呕吐,有时并发生脱水症状。严重者有高热、失水、酸中毒、休克等症状,偶可表现为急性上消化道出血。

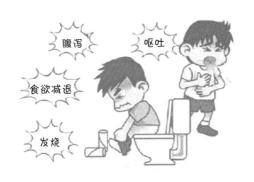

四、护理指导

（1）紧急处置。发病较急时卧床休息，保暖，尽量禁食12小时，症状好转后逐渐进少量流食，如米汤、粥、面等，直至恢复正常饮食；遵医嘱适当使用止痛止泻药物，如口服颠茄片；多饮水，防止脱水引起的水电解质紊乱；腹泻严重伴脱水者，必要时给予静脉输液治疗。

（2）腹痛的护理。腹痛时遵医嘱使用解痉药物或腹部热敷。中医学治疗中采取针刺治疗，取穴足三里、中脘、胃俞、内关、三焦俞、气海、大肠俞、曲池等也有缓解腹痛的作用。

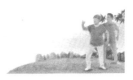

五、护理小贴士

（1）饮食篇。注意食品卫生，不吃无证经营的小吃摊，不吃烧烤、麻辣烫等容易滋生细菌的食物。忌烟酒、辛辣食品、牛奶和乳制品。改善营养状况和肠道环境,选择高蛋白、高热量的饮食。补充富含维生素、无机盐、微量元素的食物,尤其是含维生素 C、B 族维生素和铁丰富的食物。

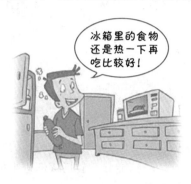

冰箱里的食物还是热一下再吃比较好!

（2）制订合理的饮食计划,养成规律的饮食习惯,医务人员尤其要注意。腹泻时限制脂肪和膳食纤维,避免食用刺激性和含纤维高的食物,如辛辣食物、白薯、萝卜、芹菜、生菜、水果以及葱、姜、蒜和粗杂粮、干豆类等,防止诱发更严重的腹泻和消化不良。

（3）呕吐的家庭舒适护理。大多医务人员患了急性肠炎后会选择在家休养。应该多卧床安静休息,消除恐惧心理。呕吐较轻时,可以尝试食少量易消化的流质或半流质食物,比如陈皮煮白米稀粥。

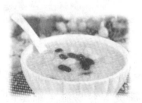

呕吐较严重者应该立即禁食，侧卧，以防呕吐时反流物呛入气管，引起吸入性肺炎或窒息。呕吐后饮温开水或者蜂蜜水，清除口腔异味外还可以补充丢失的水分。

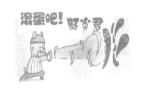

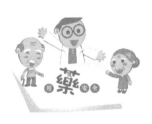

（4）腹泻的居家舒适护理。记录排便的次数、性状以及每日量，注意脱水征。腹泻时可以进食少渣、低脂、易消化、低纤维素的流食和半流食，避免生冷、刺激性食物。注意腹部保暖，可以使用热水袋热敷以缓解腹泻时伴随的腹痛症状。腹泻后多喝温开水或者蜂蜜水以防频繁腹泻引起脱水。腹泻严重者，应注意保护肛周皮肤，便后使用软纸擦拭用温水清洗肛门，必要时使用皮肤保护剂。

13

食物中毒

一、疾病概述

食物中毒是指食用被细菌或细菌毒素污染的食物，或所食食物中含有毒素而引起的急性中毒性疾病。

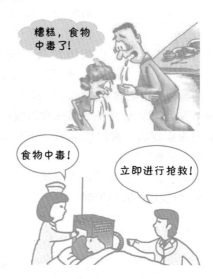

二、临床表现

根据污染的病菌不同，食物中毒可有不同的临床表现。

（1）胃肠型食物中毒。夏秋季节高发,因为夏秋季节气温较高、细菌易在食物中生长繁殖,表现为恶心、呕吐、腹痛、腹泻等。

（2）葡萄球菌性食物中毒。夏秋季节多见,大多是由于食用被金黄色葡萄球菌及其所产生的肠毒素所污染的食物而引起的一种急性疾病。常见食物主要有淀粉类(如剩饭、粥、米面等)、牛乳及乳制品、鱼肉、蛋类等,被污染的食物在室温 $20 \sim 22^{\circ}\text{C}$ 搁

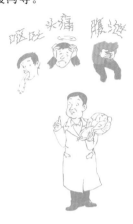

置 5 小时以上时,病菌大量繁殖并产生肠毒素,此毒素耐热力很强,经加热煮沸 30 分钟,仍可保持其毒力而致病。

（3）副溶血性弧菌食物中毒。常见的食物中

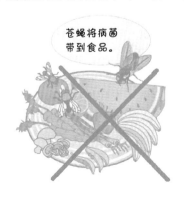

毒病原菌,常见症状为恶心、呕吐、腹痛、腹泻及水样便等。有暴发倾向(同一时间、同一区域、相同或相似症状、同一污染食物)、潜伏期短(数小时至数天)、有一定季节性(多夏秋季)。

(4)变形杆菌食物中毒。食用变形杆菌污染的食物所致,夏秋季节发病率较高,临床表现为胃肠型及过敏型。

三、护理指导

(1)紧急处理指导。呕吐时可以用塑料袋留好呕吐物或大便,以方便化验,有助于疾病的诊断。腹泻剧烈时不要轻易擅自服用止泻药,以免贻误病情,腹泻本身也是一种排除毒素的方式,应该立即向专科医生咨询。如果症状没有缓解的,甚至出现脱水,四肢寒冷,腹痛腹泻加重,极度衰竭,面色苍白,大汗,意识模糊,说胡话或抽搐,应立即前往医院救治,否则会贻误病情。如果是误食了变质的饮料或防腐剂,最好的急救方法是用鲜牛奶或其他含蛋白质的饮料灌服。

(2)呕吐、腹泻的护理指导。同急性胃肠炎。

四、护理小贴士

(1)饮食篇。发病期应该卧床休息,饮食要清淡,可以尝试食用容易消化的流质或半流质食物,如牛奶、豆浆、米汤、藕粉、糖水煮鸡蛋、蒸鸡蛋羹、馄饨、米粥、面条;但是要避免有刺激性的食物,如咖啡、浓茶等含有咖啡因的食物以及各种辛辣调味品，如葱、姜、蒜、辣椒、胡椒粉、咖喱、芥末等；注意多饮盐糖水，保证水分的摄入，防止由于频繁呕吐和腹泻造成的脱水和水电解质紊乱，但是吐泻腹痛剧烈者应禁食。

（2）生活小知识。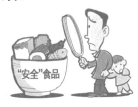
该养成良好的饮食习惯，对预防食物中毒非常重要。食物在高温天气中容易变质，每餐都吃新鲜食物，这一点对于医务人员来说比较困难，因为医务人员的饮食没有定点，订购外卖或者小吃摊是常态，食物中毒的发病率较高。吃新鲜卫生的食物是防止食物中毒的关键。尽量选择有正规营业执照的食品经营店铺，购买零食前要看清楚保质期。尽量减少街边的一些流动小吃摊，虽然美味但是没有卫生保障。尽量每次都

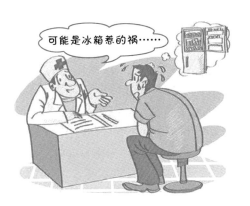

吃新鲜的食物，避免食用在冰箱里保存过久的饭菜，如果要吃冷藏后的熟食要彻底煮沸后才吃。不吃生的或者半生熟的食物，尤其是动物性食物尽量完全煮熟才吃，而煎、炸、烧烤等烹调方式如果使用不当，容易产生有害物质，应尽量少食用。腌制食物本身会产生亚硝酸盐，腌制方法不当也会造成细菌污染，食用时要提高警惕。一些食物本身就含有毒素，如河豚、有毒的蘑菇、未成熟和发芽的马铃薯、鲜黄花菜和未熟的四季豆等，食用前要注意区分。

14

中暑

一、疾病概述

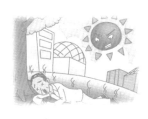

炎热的夏天，医务人员在工作时也要包裹在厚厚的工作服下面，尤其是监护室、抢救室、手术室、介入室的医护人员，长时间的体力和脑力活动往往令他们汗流浃背，再加上口罩阻隔了一部分的空气流通，容易发生中暑的现象。中暑是指长时间暴露在高温环境中，或在炎热环境中进行体力活动引起机体体温调节功能紊乱所致的一组临床综合征，以高热、皮肤干燥以及中枢神经系统症状为特征。当核心体温达41℃时有可能会出现预后不良。大家不要小看中暑的危害，当体温超过40℃时导致的严重中暑病死率为41.7%，若超过42℃，病死率可以达到81.3%。

二、临床表现

（1）轻度中暑。有口渴、食欲缺乏、头痛、头昏、多汗、疲乏、虚弱、恶心及呕吐、心悸、脸色干红或苍白，注意力涣散、动作不协调，体温正常或升

高等。

（2）重症中暑包括热痉挛、热衰竭和热射病。①热痉挛。热痉挛也可为热射病的早期表现。常常发生活动中或者活动后痛性肌肉痉挛，通常发生在下肢背面的肌肉群（腓肠肌和跟腱），也可以发生在腹部。肌肉痉挛可能与严重体钠缺失（大量出汗和饮用低张液体）和过度通气有关。②热衰竭。热衰竭可以是热痉挛和热射病的中介过程，如果治疗不及时，有可能发展为热射病。热衰竭的症状为：大汗、极度口渴、乏力、头痛、恶心呕吐，体温高，可有明显脱水征如心动过速、直立性低血压或晕厥，但是无明显中枢神经系统损伤表现。热衰竭大多是由于大量出汗导致体液和体盐丢失过多造成的，发生热衰竭的原因为炎热环境中工作或者运动而没有补充足够水分，不适应高温潮湿环境。③热射病。高热（直肠温度≥41℃）、皮肤干燥（早期可以湿润），意识模糊、惊厥、甚至无反应，周围循环衰竭或休克。此外，体力劳动者更易发生横纹肌溶解、急性肾衰竭、肝衰竭、弥散性血管内凝血（DIC）或多器官功能衰竭，病死率较高是一种致命性急症。

三、护理指导

（1）紧急处置。停止一切活动，并在凉爽、通风的环境中休息躺下，抬高下肢 15～30 cm，脱去

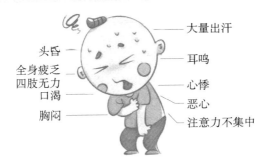

大量出汗

头昏

耳鸣

全身疲乏
四肢无力
口渴

心悸

恶心

胸闷

注意力不集中

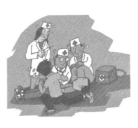

多余的或者紧身的衣服。如果患者有中暑反应但是没有恶心呕吐，可以给患者喝水或者运动饮料，也可服用人丹、十滴水、藿香正气水等中药。如果中暑症状持续 30 分钟没有改善，<u>应立</u>即到医院就诊。

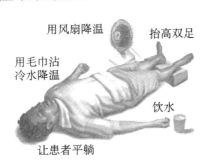

用风扇降温

抬高双足

用毛巾沾
冷水降温

饮水

让患者平躺

（2）高热的护理。用湿的凉毛巾放置于患者的大血管流通处，如头部和躯干部、将冰袋置于患者的腋下、颈侧和腹股沟处，借助血液循环带走的热量起到降温的效果。有重症高热时,降温速度往往决定了预后。体温越高,持续时间越长,组织损害越严重,预后也越差。如果使用体外物理降温无效时,可以使用4℃冰盐水进行胃或直肠灌洗,也可用4℃的5%葡萄糖盐水或生理盐水1 000～2 000 ml静脉滴注,既有降温作用,也适当扩充容量,但是滴注过程中一定要对患者进行密切监测,以免引起心律失常等不良反应。

四、护理小贴士

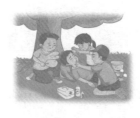

（1）发生中暑后应该迅速转移到通风良好的阴凉处,或者20～25℃房间内平卧休息,此时应该松解或脱去外衣。

（2）没有出现循环虚脱时,可以用冰水擦浴或将躯体浸入27～30℃水中利用传导散热降温。如果有循环虚脱时,只能尝试采用蒸发散热降温,可以使用15℃冷水反复擦湿皮肤或同时应用电风扇、空调。

（3）患慢性疾病,特别是有心血管疾病的医务工作者,在高温季节工作时应该更加注意个人防护,尽可能保证工作环境温湿度适宜,通风良好,多饮水防止出汗过多引起的脱水。身边可以备一些防止中暑的药:如人丹、十滴水、藿香正气水、清凉油等,一旦出现中暑症状就可服用所带药品缓解病情。

（4）体质较差的医务人员要注意经常进行健康体检，尤其是患有心血管系统器质性疾病、高血压、溃疡病、肝肾疾病、甲状腺功能亢进、重病后恢复期。

（5）夏日饮食小贴士。炎热的夏天，饮食宜清淡易消化，摄入高热量、高维生素、高蛋白、低脂肪饮食，除此之外还要养成良好的饮水习惯，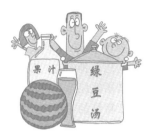及时补充水分。新鲜蔬菜和水果是炎热夏季必须要摄入的食物，有利于增强体质和抵抗力。一些预防中暑的降温饮品，如山楂汤、冰镇西瓜露、绿豆酸梅汤等，可以起到降温解暑的作用，但是患有胃肠疾病和体质虚弱者应该慎重服用。

15

面神经炎

一、疾病概述

医务人员由于工作压力大，睡眠不规律、长期熬夜、炎热夏季长时间待在空调房间等原因，容易患面神经炎，又称面神经麻痹（面瘫）、"歪嘴巴""吊线风"，是以面部表情肌群运动功能障碍为主要特征的一种疾病。它是一种常见病、多发病，不受年龄限制。一般症状是口眼歪斜，患病者往往连最基本的抬眉、闭眼、鼓嘴等动作都无法完成。

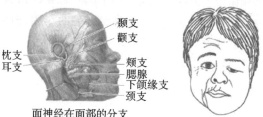

颞支
颧支
枕支
耳支
颊支
腮腺
下颌缘支
颈支

面神经在面部的分支

二、临床表现

（1）面目症状。前额皱纹消失、眼裂扩大、鼻唇沟平坦、口角下垂。

（2）对面部肌肉功能的影响。①在微笑或露齿动作时，口角下坠及面部歪斜更为明显。病侧不能作皱额、蹙眉、闭目、鼓气和噘嘴等动作。②鼓腮和吹口哨时，因患侧口唇不能闭合而漏气。③进食时，食物残渣常滞留于病侧的齿颊间隙内，并常有口水自该侧淌下。④部分患者可有舌前2/3味觉障碍，听觉过敏等。⑤泪点随下睑外翻，使泪液不能按正常引流而外溢。⑥面神经炎引起的面瘫绝大多数为一侧性，且右侧多见，多数患者往往于清晨洗脸漱口时突然发现一侧面颊动作失控、口角歪斜。

三、护理指导

（1）眼部护理。急性期应减少户外活动，保持眼部清洁；可用眼罩盖住患眼或涂抹眼药膏，预防结膜及角膜感染；尽量减少用眼。

（2）饮食护理。有味觉障碍的患病者应注意食物的冷热度；避免食用坚硬的食物；尽量将食物放在健侧舌后方，细嚼慢咽；注意饭后及时漱口，保持口腔清洁。

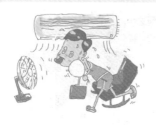

（3）康复护理。可对患侧进行热敷，促进局部血液循环。面肌开始恢复时，需做面肌的肌力训练，以训练表情肌为主，做眨眼、皱额、吸吮、翘嘴唇、开口笑、提嘴角、吹口哨、噘嘴唇、拉下颌等动作，每次约20分钟，每日2~3次，直至康复。

四、护理小贴士

1. 面神经炎的预防

炎热的夏天应该远离冷风口，空调、风扇是最常见的面神经炎致病因素，因此不要图一时之快，直吹久吹。乘车、户外乘凉、洗浴、饮酒后也应注意不要让风直吹头面部，尤其体质虚弱并且患有高血压、关节炎等慢性疾病的医务人员，更应该多加注意。医务人员还应该注意保证睡眠充足，少看手机、电视、电脑，保持心情愉悦，避免因为各种精神刺激和过度疲劳而诱发面神经炎。炎热的夏天避免用冷水洗脸，可以每晚睡前用热水泡脚20分钟，或者尝试进行足底按摩。尽量摄入一些新鲜蔬菜和水果，如保证维生素的摄入，尽量不要吃辛辣等刺激性食物。

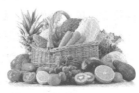

医务人员还应注意加强体育锻炼,尽量选择有氧运动,如散步、体操、打太极拳、跳舞等。

2. 面神经炎康复操

（1）抬眉训练。上提健侧与患侧的眉目,有助于抬眉运动功能的恢复,训练枕额肌额腹的运动。闭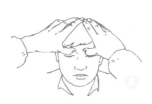眼训练:始时轻轻地闭眼,如果不能完全闭合眼睑,露眼白时可以用示指的指腹沿着眼眶下缘轻轻地按摩一下,有助于眼睑闭合功能的恢复,训练眼轮匝肌的功能。

（2）耸鼻训练。往鼻子方向用力,训练提上唇肌和压鼻肌的功能。

（3）示齿训练。训练颧大、小肌、提口角肌及笑肌的功能

（4）努嘴训练。训练口轮匝肌的功能。口轮匝肌功能恢复后,患者能够鼓腮,刷牙漏水或进食流口水的症状随之消失。

（5）鼓腮训练。用手上下捏住患侧口轮匝肌进行鼓腮训练,训练口轮匝肌及颊肌的功能。

（6）发病 10 天到 2 周就应该进行康复操训练,每天进行 2～3 次,温湿毛巾热敷面部,以改善血循环,

（7）面瘫康复操可以结合面部热敷和面部按摩同时进行,进行康复操之前先用温湿毛巾热敷面部,以改善血循环,康复操训练完后,按照健侧

肌运动方向按摩患侧，因面肌非常薄，按摩用力应柔软、适度、持续、稳重，也可以每日早晚各进行一次。

16

牙周病

一、疾病概述

医务人员在忙碌的工作中常常忽视牙齿的保健,饮食和睡眠不规律,进食过多的垃圾食品,不仅是对自身抵抗力的损害,同时也严重伤害了牙齿的健康。在口腔科专家给出的定义中,牙周炎主要是由局部因素引起的牙周支持组织的慢性炎症。发病年龄以 35 岁以后较为多见。如龈炎未能及时治疗,炎症可由牙龈向深层扩散到牙周膜、牙槽骨和牙骨质而发展为牙周炎。由于早期多无明显自觉症状而易被忽视,待有症状时已较严重,甚至已不能保留牙齿。有研究指出牙周病的患病率在 40%～75%。在我国,成年人发病率高达 70%以上,是丧失咀嚼器官功能的主要原

正常的牙齿 牙周炎

珐琅质　健康分类　　　牙菌斑　发炎

健康的牙龈　　　牙周囊袋

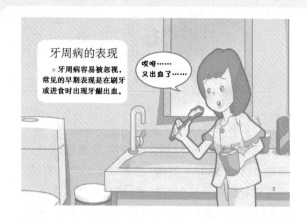

因。老年人的患病率与成年人相比更是有所增加，病情更加严重，牙周病已经成为危害口腔健康的突出问题。

每年的 9 月 20 日是全国爱牙日，让我们共同关注牙齿健康。

二、临床表现

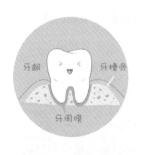

（1）早期症状。和龈炎症状相似容易被忽视，通常只有继发性牙龈出血或口臭的表现，龈缘、龈乳头和附着龈的肿胀、质松软，呈深红色或暗红色，探诊易出血。

（2）牙周袋形成。牙周膜被破坏，牙槽骨逐渐吸收，牙龈与牙根分离，使龈沟加深而形成牙

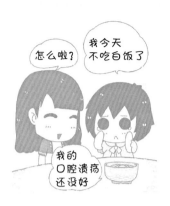

周袋,大多由于炎症的扩展引起。

（3）牙周溢脓。牙周袋壁有溃疡及炎症性肉芽组织形成,袋内有脓性分泌物存留,轻按牙龈,可见溢脓。并常有口臭。

（4）牙齿松动。牙齿松动、移位等现象多是由于牙周组织被破坏引起。还伴有咬合无力、钝痛,牙龈出血和口臭加重。

（5）全身症状。患者可有体温升高、全身不适,颌下淋巴结肿大、压痛等症状。

三、护理小贴士

（1）养成良好的口腔卫生习惯。每日早起和睡前养成良好的刷牙的习惯,每日餐后虽不能刷牙,但要养成漱口的习惯,保持口腔卫生。如果饭后口腔内有食物残渣,不要食用牙签剔牙,防止损伤牙周组织,可以使用牙线进行清洁。

（2）烟对牙齿的危害。烟草中的有害物质可使牙龈红肿,牙周袋形成,从而导致牙齿松动,吸烟还会形成牙石。除此之外,香烟的化学刺激可使患者发生坏死性溃疡性牙龈炎,每日抽烟10支以上,牙周疾病就明显增加。吸烟会令牙齿蒙上一层黄褐色的烟影,还会造成口臭,严重影响美观和社会活动。

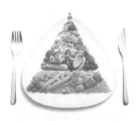

(3)饮食小贴士。饮食结构要营养均衡,养成健康的饮食习惯,增加肉、蛋、蔬菜、瓜果等有益于牙齿口腔健康的食物;尽量少吃含糖食品,可以多吃富含纤维的耐嚼食物,有效增加唾液分泌,利于牙面及口腔清洁。减少碳酸饮料的摄入,如可乐、柠檬汽水这些酸性饮料都会破坏牙釉质,尤其是炎热的夏天,很多医务人员偏爱冰的碳酸饮料,解暑的同时还可以补充能量,但是冰和酸的刺激对牙齿造成的损害也是不容忽视的。

(4)牙具的选择。硬毛牙刷对牙龈伤害很大,严重者可以造成牙龈出血。市面上销售的牙刷基本上都有塑料外壳包装,不便用手触摸

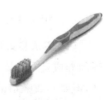

来感知刷毛硬度,以通过观察刷毛来获得关于硬度的信息,刷毛顶端显得参差不齐的为软毛牙刷,刷毛排列规则整齐的为硬毛牙刷。使用前,用

温水浸泡 1～2 分钟,可以使刷毛变得柔软,每次牙刷使用完应该放在通风有日光的地方,使它干燥而杀菌,通常 1 个月更换一次牙刷,最长不能超过 3 个月,或同时购买 2～3 把牙刷轮换使用

（5）给牙齿体检。成人至少每年一次进行口腔保健检查,尽量在公立医院口腔专科进行口腔及牙齿健康检查,尽早发现和预防牙周病。

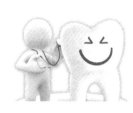

17

口腔溃疡

一、疾病概述

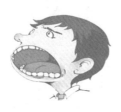

几乎每位医务人员都有患口腔溃疡的经历,还有很大一部分医务人员在一年中口腔溃疡反复发作,究其原因,这和医务人员工作压力大,饮食和睡眠无规律有很大关系,平时营养的不均衡,缺乏微量元素锌、铁,缺乏叶酸、维生素 B_{12} 等,可降低免疫功能,增加口腔溃疡发病的可能性。口腔溃疡俗称"口疮",是一种常见的发生于口腔黏膜的溃疡性损伤病症,多见于唇内侧、舌头、舌腹、颊黏膜、前庭沟、软腭等部位,这些部位的黏膜缺乏角质化层或角化较差。舌头溃疡多指发生于舌头、舌腹部位的口腔溃疡。

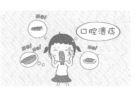

二、临床表现

(1)溃疡部位症状。疼痛剧烈,局部灼痛明显,严重者还会影响饮食、说话,对日常生活造成

极大不便

（2）全身症状。并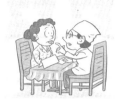
发口臭、慢性咽炎、便秘、
头痛、头晕、恶心、乏力、
烦躁、发热、淋巴结肿大

（3）复发性阿弗他
性口炎。在医务人员发生率较高。又称复发性口
腔溃疡、复发性口疮,灼痛是其突出特征,外观为
单个或者多个大小不一的圆形或椭圆形溃疡,表
面覆盖灰白或黄色假膜,中央凹陷,边界清楚,周
围黏膜红而微肿。具有周期性、复发性、自限性的
特征,年龄不拘,发病年龄在10～20岁之间,女性
较多。一年四季均能发生,夏季天气闷热,如果摄
入水分过少,肝火旺盛,更容易发生口腔溃疡,能
在10天左右自愈。

三、护理小贴士

（1）药物指导。中成药如冰硼散、锡类散、养
阴生肌散等对口腔溃疡有一定的收敛作用,而且

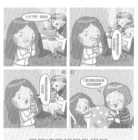

口腔溃疡切勿乱用药

不良反应较少，症状明显时也可使用糖皮质激素，如泼尼松等治疗，但不宜用石炭酸类或硝酸银烧灼溃疡，以免损伤健康的组织。

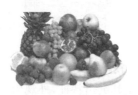

（2）饮食小贴士。增加营养的摄入，增强抵抗力，疼痛明显时可以进食柔软易消化的食物，但是要增加富含维生素 B、维生素 C 的蔬菜水果，如苹果、芹菜、菠菜等的摄入，还需要避免吃太硬或纤维太粗的食物，以免刺激伤口，加重疼痛，禁食辛辣刺激性的食物，它们也会加重疼痛，如辣椒、过咸、过甜的食物。

（3）保持心情舒畅。口腔溃疡很大部分源自压力，是另一种类型的压力性溃疡，所以保持心情的愉快对溃疡的愈合非常重要。医务人员休息在家时尽量不要去思考工作中的事情，可以尝试去寻找自己感兴趣的事物，听音乐、看电影、运动等，分散注意力的同时，还有减压的作用。

（4）危险信号的识别。口腔溃疡很多时候是我们身体亚健康的信号，当我们频发口腔溃疡或者口腔溃疡迁延不愈时，要提高警惕，到医院进行健康体检，防止恶性疾病的发生。

‖18‖

阴道炎

一、疾病概述

医务人员生活节奏很快,工作压力很大,尤其是女性医务人员,面对生活和工作的双重压力,导致了在日常生活中对自身的卫生没有太大的注意,再加上炎热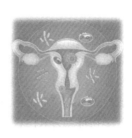的夏天,尤其是例假来临时,忙碌的工作导致无暇更换卫生用品,从而导致了阴道炎的发生。我们无法改变忙碌的工作状态和医院环境,只能从自身做起,预防阴道炎的侵袭。正常情况下有需氧菌及厌氧菌寄居在阴道内,形成正常的阴道菌群。任何原因将阴道与菌群之间的生态平衡打破,都可能形成条件致病菌。

临床上常见致病菌有:细菌性阴道病(占有症状女性的22%～50%);念珠菌性阴道炎(17%～39%);滴虫性阴道炎(4%～35%)

二、临床表现

结合专业的文献介绍几种医务人员中好发的阴道炎。

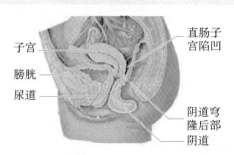

子宫

膀胱

尿道

直肠子宫陷凹

阴道穹隆后部

阴道

（1）细菌性阴道病。10%～40%患者无临床症状，有症状者主要表现为阴道分泌物增多，有鱼腥味，尤其性交后加重，可伴有轻度外阴瘙痒或灼热感。检查见阴道黏膜无充血的炎症表现，分泌物特点为灰白色、均匀一致、稀薄、黏附于阴道壁，容易将分泌物从阴道壁拭去。

（2）念珠菌性阴道炎。外阴瘙痒、灼痛、性交痛；尿频、尿痛；特征分泌物，白色稠厚呈凝乳或豆渣样；阴道炎-水肿、红斑、白色膜状物。

三、护理小贴士

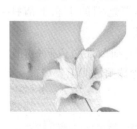

（1）生活习惯的养成。女性医务人员要养成良好的卫生习惯，每日用温水清洗会阴部，尤其是特殊时期更要做好私处的清洁卫生工作。掌握正确的外阴和肛门的清洗顺序，先洗外阴再洗肛门，切不可反其道而行之，毛巾及盆要专人专用，否则细菌很容易侵入尿道口。人的双手附着有大量病原微生物，如衣原体、支原体等，它们可通过解便这一环节侵入阴道引起感染，所以要养大小便前洗手的卫生习惯。还要避免穿过于紧身的裤子。

（2）充足的睡眠。很多女性医务人员既要完成日常的工作，又要照顾家庭，熬夜是女性医务人员的家常便饭，但是睡眠不足，会严重降低身体对疾病的抵抗能力，尤其是特殊时期那几天，自身的抵抗力降低，更应该注意早睡早起，保证足够的休息时间，防止疾病的侵袭。

（3）饮食指导。女性宜多食含有丰富的活性嗜酸乳杆菌的酸奶，如含有双歧杆菌的酸奶、大豆低聚糖等；多食复合碳水化合物的食物，如全谷类、全麦、糙米和蔬菜等。

（4）药物指导。发现有不适症状后，及时向专业妇科医生咨询，按医嘱使用药物，一般用药有甲硝唑、替硝唑、克林霉素治疗细菌性阴道病；咪康唑栓剂、氟康唑治疗念珠菌性阴道炎；如果是滴虫性阴道炎可选甲硝唑，一旦发现不良反应应停药，服药期间禁止喝酒。

（5）体育锻炼。女性医务工作者因为工作忙碌，缺乏运动锻炼，处于亚健康状态，身体抵抗力比较差，对霉菌等致病菌免疫力低，尤其是门诊的医务人员。夏季经常在低温空调房与高温室外走动，导致女性冷热交替，如果身患感冒等状况或月经期时，身体抵抗力下降，阴道内霉菌等致病菌就会容易滋生。因此，建议女性医务工作者要经常参加体育锻炼，提高自身抵抗力。

（6）卫生用品的使用。选择柔软的棉质内裤，并且内裤要每天更换，用专门清洁产品清洗干净后，在阳光充足和空气流通处晾晒。避免频繁使用护垫，这些会导致女性私密处经常处在潮湿、温暖的环境下，再加上空气流通差、散热难等，特别适合霉菌生长，久而久之，就会造成阴道菌群失调。尤其是有些护垫还添加了消炎、杀菌等药物成分，对健康女性而言，在杀灭阴道致病菌的同时也会损伤有益菌，反而造成阴道菌群紊乱。

19

盆腔炎

一、疾病概述

女性盆腔生殖器官及其周围的结缔组织,盆腔腹膜发生炎症时,称为盆腔炎,包括子宫炎、输卵管卵巢炎、盆腔结缔组织炎及盆腔腹膜炎,可一处或几处同时发病,是妇女常见病之一。

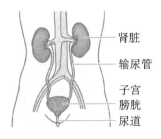

肾脏
输尿管
子宫
膀胱
尿道

二、临床表现

(1)急性盆腔炎。下腹隐痛,肌肉紧张,有压痛及反跳痛,伴有心率快、发热,阴道有大量脓性

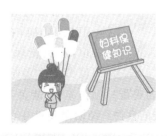

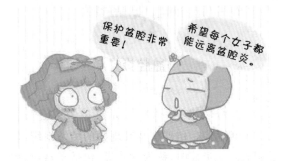

分泌物,病情严重时可有高热、头痛、寒战、食欲缺乏,大量的黄色白带有异味,小腹胀痛,压痛,腰部酸痛等,常有急性感染病史。

(2)慢性盆腔炎。下腹部坠胀,疼痛及腰骶部酸痛,常在劳累、性交后、月经前后加剧,由于慢性炎症而导致盆腔淤血,月经过多,卵巢功能损害时会出现月经失调,输卵管粘连阻塞时会导致不孕症。有时会出现低热,易感疲劳等全身症状,也有少数出现神经衰弱症状,如失眠,精神不振,周身不适。

三、护理小贴士

(1)家庭舒适护理指导。加强月经期的个人卫生,勤换内裤及卫生巾,避免受风寒,不宜过度劳累。多吃清淡有营养的食物,如鸡蛋、豆腐、赤豆、菠菜等,忌食生、冷和刺激性的食物。经期避免性生活。盆腔炎容易导致身体发热，所以要注意多喝水以降低体温。根据妇科医生的医嘱服用抗生素治疗感染。

（2）其他：同阴道炎。

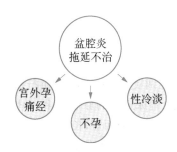

20

女性尿道炎

一、疾病概述

女性尿道炎是一种很常见的疾病,多见于夏天,尿道炎是指尿道黏膜的炎症,临床上可分为急性和慢性两类,多为致病菌逆行侵入尿道引起。导致女性尿道炎的原因很多,女性独特的解剖结构,女性尿道粗而短,长约 5 cm,起于尿道内口,经阴道前方,开口于阴道前庭,而且女性每月的特殊时期,导致尿道口处在潮湿的培养基中,如果不注重个人卫生,容易引起尿道感染等,都可以引起尿道炎

二、临床表现

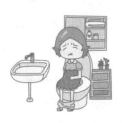

（1）尿频、排尿灼痛和血尿。

（2）女性尿道炎时急性期分泌物较少。

（3）转为慢性时表现为尿道刺痛和排尿不适,尿道分泌物呈稀薄浆液状。

（4）急性发作时耻骨上区和会阴部有钝痛,可见尿道口发红,有分泌物。

三、护理小贴士

女性尿道炎的舒适护理小贴士同阴道炎舒适护理措施,尿路感染和阴道感染很多情况下是相互影响的。

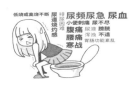

（1）生活习惯的养成。女性医务人员要养成良好的卫生习惯,每日用温水清洗会阴部,尤其是特殊时期更要做好私处的清洁卫生工作。掌握正确的外阴和肛门的清洗顺序,先洗外阴再洗肛门,切不可反其道而行之,毛巾及盆要专人专用,否则细菌很容易侵入尿道口。人的双手附着有大量病原微生物,如衣原体、支原体等,它们可通过解便这一环节侵入尿道引起感染,所以要养大小便前洗手的卫生习惯。还要避免穿过于紧身的裤子。

（2）充足的睡眠。很多女性医务人员既要完成日常的工作,又要照顾家庭,熬夜是女性医务人员的家常便饭,但是睡眠不足,会严重降低身体对疾病的抵抗能力,尤其是特殊时期那几天,自身的抵抗力降低,更应该注意早睡早起,保证足够的休息时间,防止疾病的侵袭。

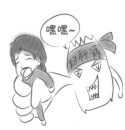

（3）饮食指导。尿道炎女性要注意饮食营养，多食用含 B 族维生素丰富的食物。例如，小麦、高粱、蜂蜜、豆腐、鸡肉、韭菜、牛奶等；多食水果和新鲜蔬菜，以保持大便通畅；尤其注意多饮水，增加尿液对尿道的冲刷，促进炎症的消退。但是患尿道炎时要忌辛辣食品，如辣椒、姜、葱、蒜等；忌海鲜发物，如黄鱼、带鱼、黑鱼、虾、蟹等水产品，不利于炎症的消退；忌甜腻食物，如巧克力、糖果、甜点心、奶油蛋糕等。

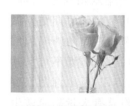

（4）体育锻炼。女性医务工作者因为工作忙碌，缺乏运动锻炼，处于亚健康状态，身体抵抗力比较差，对致病菌免疫力低，尤其是门诊的医务人员。夏季经常在低温空调房与高温室外走动，导致女性冷热交替，如果身患感冒等状况或月经期时，身体抵抗力下降，私处致病菌就会容易滋生。因此，建议女性医务工作者要经常参加体育锻炼，提高自身抵抗力。

（5）卫生用品的使用。选择柔软的棉质内裤，并且内裤要每天更换，用专门清洁产品清洗干净后，在阳光充足和空气流通处晾晒。避免频繁使用护垫，这些会导致女性私密处经常处在潮湿、温暖的环境下，再加上空气流通差、久而久之，就会阴道菌群失调。尤其是有些护垫还添加了消炎、杀菌等药物成分，对健康女性而言，在杀灭致病菌的同时也会损伤有益菌。

21
泌尿系结石

一、疾病概述

凡在人体肾盂、输尿管、膀胱、尿道出现的结石，统称为泌尿系结石，亦称尿石症。炎热的夏季，泌尿系结石在医务人员中也是一种高发疾病。泌尿结石是泌尿系的常见病，结石可见于肾、膀胱、输尿管和尿道的任何部位，但以肾与输尿管结石为常

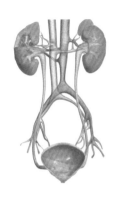

见。临床表现因结石所在部位不同而有异。上尿路结石大多数为草酸钙结石。根据上尿路结石形成机制的不同，又分为与代谢因素有关的结石和感染性结石。细菌、感染产物及坏死组织也是形成结石的核心。泌尿系结石的大小差别很大，大者可如鸡蛋黄，直径达 5～6 cm，小者可如细沙。

二、发病原因

（1）生活习惯。饮食中动物蛋白、精制糖增多，纤维素减少，每日摄入水量少，促进尿中晶体形成。高温环境及活动减少等亦为影响因素，有

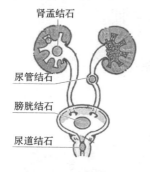

肾孟结石

尿管结石

膀胱结石

尿道结石

时候会合并职业、气候共同引起尿路结石。

（2）代谢性疾病。尿液中钙、草酸、尿酸排出量增加，甲状旁腺机能亢进、痛风等。尿酸性减低，而碱度增高。

（3）尿路感染。磷酸钙和磷酸镁铵结石与感染和梗阻有关。

（4）解剖结构异常。如尿路梗阻，导致晶体或基质在引流较差部位沉积，尿液滞留继发尿路感染，导致结石形成。

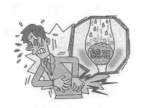

三、临床表现

（1）剧烈腰痛。发病突然，疼痛性质多呈持续性或间歇性，并沿输尿管向髂窝、会阴及阴囊等处放射。

（2）血尿或脓尿：常伴有排尿困难或尿流中断等。

（3）结石外观。①草酸钙结石。质硬、粗糙、不规则，常呈桑葚样，棕褐色。②磷酸钙、磷酸镁铵结石：易碎、表面粗糙、不规则，灰白色、黄色或棕色，在 X 线中可见分层现象，常形成鹿角形结石。③尿酸结石。质硬、光滑或不规则，常为多发,黄或红棕色,纯尿酸结石在 X 线中不显示。

④胱氨酸结石:光滑,淡黄至黄棕色,蜡样外观。

四、护理小贴士

1. 饮食篇

（1）进入夏季后,建
议医务人员饮食宜清
淡、高纤维饮食,减少动
物蛋白和脂肪的摄入,
增加富含营养和维生素
的食物,如新鲜的蔬菜
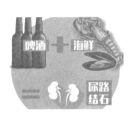
和水果,如苹果、西瓜、葡萄、橙、柑等。

（2）容易患结石的医务人员在日常饮食中尤
其注意要避免以下几种食物。①嘌呤丰富的食
物。动物内脏、海产品、花生、豆角、菠菜等,均含
有较多的嘌呤成分。嘌呤进入体内后,要进行新
陈代谢,最终的代谢产物是尿酸。尿酸可促使尿
中草酸盐沉淀,形成结石。②草酸盐含量高的食
物。番茄、菠菜、草莓、甜菜、巧克力等,过高的草
酸盐摄入也是导致尿结石的主要原因之一。
③豆制品。豆制品含草酸盐和磷酸盐都高,能同
肾脏中的钙融合,形成结石。

（3）睡前一杯牛奶真的好吗。很多医务人员
因为睡眠不好,习惯在睡前喝一杯牛奶促进睡
眠。但在睡眠后,尿量减少、浓缩,尿中各种有形
物质增加,而此时钙通过肾脏在短时间内骤然增
多,容易形成结石。

（4）慎重使用鱼肝油。鱼肝油富含维生素D,有促进肠膜对钙磷吸收的功能,骤然增加尿液中钙磷的排泄,容易形成结石。

（5）减少糖类。一次摄入大量糖分,尤其是乳糖,也会为结石形成创造条件。乳糖有促进钙吸收的作用,更可能导致草酸钙在体内的积存而形成尿结石。

（6）水的重要性。炎热的夏季,医务人员普遍摄入水量不足,大多是因为工作忙碌,无暇饮水,还有很大一部分医务人员选择引用冰咖啡、奶茶、碳酸饮料来降暑,这些饮料摄入过多无疑增加了患结石的概率。患有泌尿系结石后,通用的方法是多喝水,这里所说的水是白开水,而不是饮料或者茶等。研究发现,心、肝、肾、肺等器官功能良好的成年男性,每天应确保饮水量 2 500～3 000 ml,女性和心肺肾功能正常的老年人,每天饮水量为 2 000～2 500 ml,夏季或活动后还应适当增加饮水量,保持每日尿量在 2 000 ml 以上,尿液肉眼无色或淡黄色为宜。还要注意饮水的时间,结石成分的排泄多在夜间和清晨出现峰值,因此,除白天饮水外,睡前、睡眠中起床排尿后也须饮水,注意餐后2～3 小时饮水,一般 1 次饮 300～500 ml 为宜。

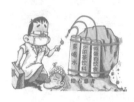

医务工作者健康锦囊

2. 排石操

即使患结石后疼痛难忍,为了促进结石的排

除,在使用药物或者手术方法使结石溶解后,还需要做适当的体育活动进行排石,很多临床研究都对结石操作了阐述。

（1）第1节,预备式,原地踏步(半握拳,缓起步,渐加重)。

（2）第2节,左右交替单腿跳跃,双手半握拳,锤击双侧第2腰椎棘突下。

（3）第3节,双手半握拳,分别叩击左、右输尿管中段,位置在平肚脐左、右各旁开15 cm处。

（4）第4节,双腿并行跳跃步,双手五指并拢,拍打左右输尿管下段,或者气海穴,在输尿管下段,腹正中线脐下5 cm左、右旁开10 cm处,中医学称气海穴在前正中线上,脐下1.5寸)。

（5）第5节,左右跳,左、右腿交替单腿跳跃。

（6）第6节,调整,自上而下拍打前胸、两侧、后背部。

排石操每天锻炼3次,每次锻炼2组,可选择在3餐后30分钟进行。

3. **防患于未然**

结石治疗重在预防,比如预防和治疗泌尿系感染,因为泌尿系感染是尿石形成的主要局部因素,并直接关系到尿石症的防治效果。中药金钱草和海金沙具有排石的功效,且价格低廉,可以选择泡水饮用,有利于排出体内细小的结石。服用前请咨询中医师,根据自己的病情开一张简洁的中药处方。养成多喝水的习惯以增加尿量,称为"内洗涤",有利于体内多种盐类、矿物质的排除。增加体育锻炼,如散步、慢跑等。体力较好者还可以原地跳跃,同样有利于预防泌尿系结石复发。总之,结石的预防请谨记"管住嘴,迈开腿"。

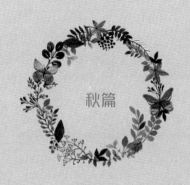

秋篇

秋凉晚步
秋气堪悲未必然
轻寒正是可人天
绿池落尽红蕖却
荷叶犹开最小钱
——杨万里

22

咽喉炎

一、疾病概述

咽喉炎是由细菌引起的一种疾病,分为急性咽喉炎和慢性咽喉炎。急性咽喉炎,常为病毒或细菌所致。冬春季最为多见。多继发于急性鼻炎、急性鼻窦炎、急性扁桃体炎。慢性咽喉炎,主要是由于急性咽喉炎治疗不彻底而反复发作,转为慢性,或因鼻窍阻塞,长期张口呼吸,以及物理化学因素、颈部放射治疗等刺激咽部所致。

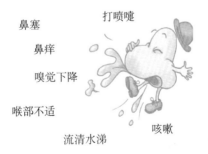

鼻塞

鼻痒

嗅觉下降

喉部不适

打喷嚏

流清水涕

咳嗽

二、常见病因

1. 病毒传染

病毒传染通过飞沫和密切接触而传染,以柯萨奇病毒(Coxsackie virus)、腺病毒、副流感病毒引起为主。其次为鼻病毒、流感病毒等。

2. 细菌感染

细菌感染以链球菌、葡萄球菌和肺炎双球菌为主。其中以 A 组乙型链球菌引起者最为严重。细菌或毒素进入血液，甚或发生远处器官的化脓性病变，称为急性脓毒性咽喉炎（acute septic pharyngitis）。

3. 理化因素

物理化学因素如高温、粉尘、烟雾、刺激性气体等。

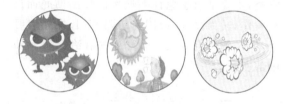

医务工作者健康锦囊

三、护理指导

1. 消除各种致病因素

（1）吸烟、过量饮酒、吃刺激性食物其实是很多疾病发生的根源，咽喉炎是其中受影响比较大的一种。因为烟酒、刺激性食品对咽喉部的刺激是非常严重的，所以预防咽喉炎要尽早戒烟戒酒。

（2）秋冬季节比较干燥，尤其是人员比较集中、流动性大的诊室内最容易有干燥的现象，干燥可影响咽部黏液分泌和纤毛蠕动,降低对空气的清洁、加湿作用,直接对咽部粘膜造成刺激和损害,因此无论家里还是小公室内最好保持空气的湿润和清洁。秋季天气渐渐转凉,寒冷可造成咽部黏膜血管收缩,吞噬细胞数目减少,局部抵抗力下降;加上冬春季节气候变化大,室内空气流通差,也容易引起抵抗力下降和致病微生物入侵。所以,预防咽喉炎居室内保湿、保暖很重要。

(3)咽喉炎是由细菌引起的,而口腔内是滋生细菌的温床,长期不注意口腔卫生极易引起细菌感染从而引发咽喉炎。因此,平时要注意保持口腔卫生,早晚、饭后要刷牙。

2. 增强体质

提高机体免疫力,预防急性上呼吸道感染。平时避免用嗓过度,工作时要适度休息,遇到一些全身性疾病也要及时治疗。

3. 局部治疗

常用复方硼砂溶液、呋喃西林溶液、2％硼酸液含漱,以保持口腔、口咽的清洁,或含服喉片。可用复方碘甘油、13％硝酸银溶液或10％弱蛋白银溶液涂抹咽部,有收敛及消炎作用。

4. 饮食护理

（1）吃富含胶原蛋白和弹性蛋白的食物。如猪蹄、猪皮、蹄筋、鱼类、豆类、海产品等，有利于慢性咽炎损伤部位的修复。

（2）多摄入富含 B 族维生素的食物。如动物肝脏、瘦肉、鱼类、新鲜水果、绿色蔬菜、奶类、豆类等，有利于促进损伤咽部的修复，并消除呼吸道黏膜的炎症。

（3）少吃或不吃煎炸、辛辣刺激性食物。如：油条、麻团、炸糕、辣椒、大蒜、胡椒粉等。

（4）经常饮用一些利咽生津的食疗饮品。如甘蔗、梨、荸荠、石榴等，每天早晨用盐水漱口，还可生吃萝卜或用萝卜做菜吃。

（5）金银花、野菊花、生干草、玄参、麦门冬、胖大海等，用保温杯开水冲泡代茶饮，每天不定时饮用。

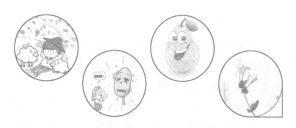

四、护理小贴士

（1）天气有变，外出戴口罩。慢性咽炎的人，对空气温度、相对湿度很敏感。所以，一般建议有慢性咽炎的人,在外出的时候,可以戴口罩来预防一下。尤其是秋冬天气,空气里杂物多,避免干燥或者是杂物侵袭而造成干呕等症状。

(2)饮食辅助,滋润为主。慢性咽炎的人,是不建议吃辛辣或者是油腻的食物,当然,干性的食物,也不能多吃。最好的就是,吃或者是喝一些多汁的食物。当然,水果是必需的,还可以吃一些辅助消炎的食物。烟酒以及味道浓重的食物,建议早丢弃。

(3)调蜂蜜水,一日三次。慢性咽炎的人,建议可以一天饮用三次蜂蜜水,其效果也是不错的。在蜂蜜水里,可以加一滴香油,这样不仅能清洁咽部,而且能润泽,有很好的帮助作用。请大家记得,蜂蜜最好选择春季产的那种,较浓烈,功效也更强。但如果喝后起痘,请停止使用。

(4)注意保暖,围巾帮忙。秋冬外出的时候,记得,要给自己的脖子处找一个保暖的设备。建议可以用围脖,或者是围巾,只要能让咽喉处保持温度就可以,不要一冷一热,不然会让咽部的炎症更加厉害。而且在室内的时候,也要记得,不能长时间用空调,否则也会加重咽炎症状。

(5)适度用嗓,避免大吼。咽喉已经发炎

了，就得好好保护它，不能再过度地使用它。合理使用自己的嗓子，避免大声讲话、吵架、抽烟喝酒等。

23

扁桃体炎

一、疾病概述

扁桃体发炎一般是由于感冒、过度疲劳、季节变化及体质不好等原因引起的。扁桃体炎可分为急性扁桃体炎和慢性扁桃体炎。患急性传染病(如猩红热、麻疹、流感、白喉等)后,可引起慢性扁桃体炎,鼻腔有鼻窦感染也可伴发本病。病原菌以链球菌及葡萄球菌等最常见。临床表现为经常咽部不适,异物感,发干,发痒,刺激性咳嗽,口臭等症状。

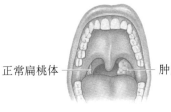

正常扁桃体 —— —— 肿胀的扁桃体

二、常见病因

(1)由于细菌及分泌物积存于扁桃体窝导致的。致病菌主要为链球菌或者葡萄球菌。

(2)继发于某些急性传染病,如猩红热、白喉、流感和麻疹等。

三、护理指导

（1）慢性扁桃体炎的患者应养成良好的生活习惯，保证充足的睡眠时间，随天气变化及时增减衣服。坚持锻炼身体，提高机体抵抗疾病的能力。

（2）患扁桃体急性炎症应彻底治愈，避免变成慢性炎症。

（3）预防和治疗各类传染病。

（4）饮食护理。宜食清热解毒的食物，如绿豆汤、赤小豆粥、白菜、白萝卜、丝瓜；多饮纯净水以及鲜水果汁；应吃些滋阴润肺作用的食物。忌吃香燥辛辣煎炸等刺激性食物，如姜、辣椒、大蒜、油条等。忌烟酒。

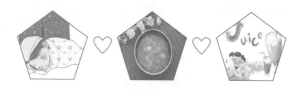

四、护理小贴士

1. 注意个人卫生，养成良好习惯

平时应注意个人卫生，养成良好的生活习惯，保证充足的睡眠时间，随天气变化及时增减衣服。坚持锻炼身体，保持心态平和、情绪稳定，提高机体抵抗疾病的能力。

2. 做好口腔清洁

保持口腔清洁，每天睡前刷牙，饭后漱口，以减少口腔内细菌感染的机会。

　　3. 饮食调理

　　(1) 发热、喉咙痛时可吃梨子。梨子有退烧、润喉、止痛的作用,可减轻症状。梨子汁也有止咳化痰的效果。将一个梨子切片榨汁冰冻,更易入口。发热且畏寒极端怕冷或容易下痢者,最好还是饮用热的梨子汁。

　　(2) 煎汁喝、当药用都有效的生姜。自古姜即有食用、药用两方面的功效。老姜的根茎部分有药效,除有发汗、解热、保温的作用外,还可消除发炎及化痰。姜汤加上陈皮,效果更好。将生姜及陈皮各 5 g,砂糖少许加 400 g 的水,煎成 1/3 的分量,即可饮用。趁热饮用后再休息,效果加倍。

　　(3) 察觉喉咙有异常感时可吃金橘。金橘皮营养丰富,含维生素 C 及钙,有消除喉咙发炎的作用。果实则含维生素 A、维生素 B_1、维生素 B_2、维生素 C 及钙等。若生吃觉得酸,可加冰糖或蜂蜜煮汁,就比较甜。在煮汁中加水饮用,也有效果。金橘叶也有药效,煎汁饮用,效果不错。

　　(4) 治疗喉咙痛的甘草。甘草根的煎汁有治疗发炎及疼痛的效果。对于扁桃体发炎或突然的喉咙剧痛也有效。6 g 的甘草加 400 g 的水煎成半量,除去渣滓,分成 3 等份。每次含少量在口中,先漱口,再慢慢吞下去。

　　(5) 可当作漱口药使用的石榴。石榴的煎汁可治喉咙痛。将一个石榴切成适当大小,和 400 g 的水一起煮。沸腾后,再煮 30 分钟左右,其煎汁可漱口用。石榴最有药效的是它的皮，因此也可只煎阴干后的石榴皮，效果更好。石榴叶也可做药用，效果一样，将手掌大的叶子加 400 g 的水，用文火煮，煮至半量，除去渣滓，即可当漱口药有用。

（6）可以清喉化脓的桔梗。桔梗的根有药效，可消炎、化痰、排脓（挤出脓）。夏天时，挖掘其根，以水洗净，风干后，可当药用。不过，桔梗药效很强，容易一喝就想吐，最好和甘草一起煎汁服用。3 g 的桔梗根加 2 g 的甘草和 300 g 的水，煎至半量，除去渣滓。饮用时先漱口再喝。

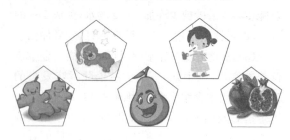

24

口唇干裂

一、疾病概述

人体的嘴唇周围一圈发红的区域叫"唇红缘"，它的湿润全靠局部丰富的毛细血管和少量发育不全的皮脂腺来维持。由于秋季湿度小、风沙大，人体皮肤黏膜血液循环差，如果新鲜蔬菜吃得少，维生素 B_2、维生素 A 摄入量不足，就会干燥开裂，嘴角裂口出血、疼痛，连说笑和吃饭都受影响。

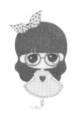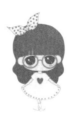

二、常见病因

（1）舔嘴唇。很多人感到嘴唇干燥时总喜欢舔一舔。其实这是一种坏习惯，因为舔唇只能带来短暂的湿润，当这些唇部水分蒸发时会带走嘴唇内部更多的水分，使你的唇陷入"干—舔—更干—再舔"的恶性循环中，结果是越舔越痛，越舔越裂。同时唾液里面含有淀粉酶等物质,风一吹,水分蒸发了,带走热量,使唇部温度更低,淀粉酶就粘在唇上,会引起深部结缔组织的收缩,唇黏膜发皱,因而干燥得更厉害。严重者还会感染、肿胀,造成痛苦。

（2）身体脱水。饮水量不够可能会导致嘴唇干裂。

（3）过敏。如维生素 B_{12} 服用过多,就可能导致钴过敏,并出现嘴唇干裂症状。如果对镍过敏,不要让嘴唇碰触金属制品。

（4）不涂润唇膏。润唇膏可为嘴唇提供保护,可选择有防晒指数的产品。

（5）用嘴呼吸。经常用嘴呼吸肯定会导致嘴唇干燥。感冒的人或者有睡眠问题的人在睡前可涂一些润唇膏。

（6）牙膏。很多牙膏都含有十二醇硫酸钠,可导致皮肤干燥、刺痒等,冬天应尽量减少使用这类牙膏。

（7）柑橘水果。柑橘类水果里的酸性成分会刺激嘴唇,使其对阳光敏感,导致干裂。

（8）服用过量维生素 A。每天摄入的维生素 A 过多,就容易出现嘴唇干裂。另外,服某些药物,如普萘洛尔也会引起嘴干。

三、护理指导

（1）及时补充足量水分,充足的饮水量,多吃新鲜蔬菜水果补充维生素,对于人体功能的均衡有很大帮助。

（2）无论男女,都应使用护唇膏来呵护双唇,尽量选择添加刺激性成分少的无色唇膏。

（3）纠正舔唇、咬唇等不良习惯。

（4）如果唇部的皲裂、结痂症状长期不愈,应及时到医院就诊,尽早查清病因,对症治疗。

（5）饮食护理。① 新鲜蔬菜。黄豆芽、油菜、小白菜、白萝卜等富含维生素的新鲜蔬菜。山药营养丰富,含有游离氨基酸、多酚氧化酶等物质,具有滋补作用,自古就是补虚佳品,而且具有多种食法。② 银耳炖冰糖。用银耳 50 g、红枣 10 枚炖冰糖,一天分 3～4 次饮用,或用海带切碎煎汤饮服。③ 吃橘子要适量。冬季有很多鲜橘上市,但不要过多地吃橘子,因为橘子是芳香温类水果,多食易"上火",其结果是会让嘴唇更加干燥,因此吃橘子要适量。

四、护理小贴士

（1）戴口罩。尽量避免风吹日晒等外界刺激，尤其是骑车一族，戴个口罩能挡住外面凛冽的寒风。还能保持嘴唇的温度和湿度，以免缺水、干燥。

（2）经常按摩嘴唇。按摩嘴唇的方法并不困难，只要每天晚上临睡之前，拿化妆棉沾一些蜂蜜，涂在嘴唇上，然后用手指头轻轻按摩，以帮助促进血液循环，使嘴唇获得氧分，增加营养，嘴唇就可以变得滋润了。

（3）涂抹蜂蜜。如果觉得嘴唇干，可以用干净的棉签往嘴唇上涂抹一些家庭里都有的植物油或者是蜂蜜。不过糖尿病的患者切忌涂抹蜂蜜。

25

急性胃肠炎

一、疾病概述

急性胃肠炎是由多种不同原因，如细菌、病毒感染、毒素、化学品作用等引起的胃肠道急性、弥漫性炎症。大多数由于食入带有细菌或毒素的食物，如变质、腐败、受污染的主副食品等引起。一般以夏、秋两季发病率较高，无性别差异，潜伏期为 12～36 小时。急性胃肠炎起病急，常在 24 小时内发病。可分为急性胃炎、急性肠炎、急性胃肠炎 3 型。急性胃炎表现为恶心、呕吐、上腹部疼痛不适等。急性肠炎表现为腹痛、腹泻一日数次或十数次，粪便为糊状或为黄色水样，可带有泡沫或少量黏液。急性胃肠炎则具有急性胃炎和肠炎两者的表现。有的患者可有发热、全身不适、过敏症状等，一般在 2～5 天内恢复。

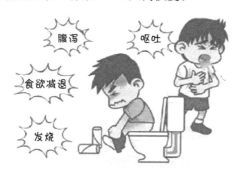

二、常见病因

1. 理化因素

过冷、过热的食物和饮料，浓茶、咖啡、烈酒、刺激性调味品、过于粗糙的食物、药物（凡是非甾体类抗炎药如阿司匹林、吲哚美辛等），均可刺激胃黏膜、破坏黏膜屏障。阿司匹林等药物还能干扰胃黏膜上皮细胞合成硫糖蛋白，使胃内黏液减少，脂蛋白膜的保护作用削弱，引起胃腔内氢离子逆扩散，导致黏膜固有层肥大细胞释放组胺，血管渗透性增加，以致胃黏膜充血、水肿、糜烂和出血等病理过程，前列腺素合成受抑制，胃黏膜的修复亦受到影响。

2. 生物因素

细菌及其毒素。常见致病菌为沙门氏菌、嗜盐菌、致病性大肠杆菌等，常见毒素为金黄色葡萄球菌或毒素杆菌毒素，尤其是前者较为常见。进食细菌或毒素污染的食物数小时后即可发生胃炎或同时合并肠炎，此即急性胃肠炎。葡萄球菌及其毒素摄入后合并肠炎此即急性胃肠炎。葡萄球菌及其毒素摄入后发病更快。近年，因病毒感染而引起本病者也不在少数。

3. 其他

胃内异物或胃石、胃区放射治疗均可作为外源性刺激，导致本病。情绪波动、应激状态及体内各种因素引起的变态反应可作为内源性刺激而致病。

4. 滥用抗生素

很多人遇到疾病会滥用氨苄青霉素、头孢菌素等抗生素,这些抗生素会直接刺激肠道,还可以引起肠道菌群失调,使肠道内正常的大肠杆菌减少,有害菌大量繁殖,引起急性胃肠炎。

三、护理指导

(1)胃肠炎初期。正是肠道急性充血、水肿、发炎和渗出的严重阶段,此时肠蠕动活跃或处于痉挛状态,其消化吸收功能都比较弱。所以,在起病后8～12小时内,患者可吃流质食物,如粳米粥、鸡蛋面糊、细挂面等。如腹泻严重或出汗较多,还应适当给患者多喝一些水,以补充体内水、维生素和电解质的不足。

(2)胃肠炎好转期。可给患者吃些容易消化及营养丰富的流质或半流质食物,如薄馄饨皮、蒸蛋羹等。宜采用少食多餐的方法,每日进食4～5次。需要注意的是,此时不宜喝牛奶和吃大量的蔗糖。

(3)胃肠炎恢复期。要特别注重节制饮食,饮食上宜吃些清淡、软烂、温热的食物,避免过早地进食肥肉、油炸食品、生冷坚硬的食品以及多纤维食物,如芹菜、黄豆芽、韭菜、蒜薹等。恢复期后2~3天左右,即可按正常饮食进餐。

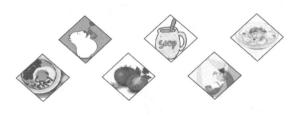

四、护理小贴士

(1)注意饮食卫生。饭前便后洗手;外出就餐自备碗筷或使用一次性餐具;隔宿食物要充分加热煮沸后再吃;厨房所用的砧板要生熟分开,防止生熟食物交叉污染。多喝水,最好是淡盐水,以防止脱水或治疗轻微的脱水。

(2)加强锻炼,注意保暖。夏秋季节天气变化严重,大家一定要适时增减衣物,尤其是进入秋季以后,一定要注意保暖,休息时盖好被子。加强体育锻炼,提高身体的免疫力。保证休息,劳逸结合,在疾病初期多卧床休息。

(3)消毒家庭用品也很重要。餐具、毛巾、衣物固然要严格消毒,马桶、厕格、水龙头开关也要消毒,不能忽略。因为马桶、厕格在患者排便时很容易受到飞溅出带菌分泌物的污染,同时患者在便后洗手时也很容易污染水龙头开关。

(4)避免不良情绪诱发肠胃病。天气变化和季节更替,会让一些人出现焦虑、抑郁等问题,进而引发食欲缺乏、腹痛、腹胀等肠胃症状。不良情绪是诱发功能性胃病和结肠病的一大因素。有些人在合理膳食的情况下却出现莫名的肠胃疼痛,服药后症状缓解不明显,此时需考虑是否是由于精神紧张造成的。春天来临,不妨多出去走走,保持愉快心情,给肠胃减压。

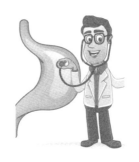

(5)可以适当进食一些肠道益生菌产品,改善胃肠道功能,恢复肠道原动力。遵医嘱服用药物,避免不良反应。

26

关节炎

一、疾病概述

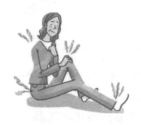

关节炎(arthritis)泛指发生在人体关节及其周围组织,由炎症、感染、退化、创伤或其他因素引起的炎性疾病,可分为数十种。临床表现为关节的红、肿、热、痛、功能障碍及关节畸形,严重者导致关节残疾、影响患者生活质量。关节炎一般分为风湿性关节炎、类风湿关节炎、骨关节炎、痛风性关节炎、强直性脊柱炎、反应性关节炎、感染性关节炎以及其他等类型。

二、常见病因

关节炎的病因复杂,主要与炎症、自身免疫反应、感染、代谢紊乱、创伤、退行性病变等因素有关。

三、常见症状

(1)疼痛是关节炎最主要的表现。

(2)肿胀。是关节炎症的常见表现,与关节疼痛的程度不一定相关。

（3）功能障碍、关节疼痛及炎症引起的关节周围组织水肿，导致关节活动受限。慢性关节炎患者由于长期关节活动受限，可能导致永久性关节功能丧失。

（4）体征。不同类型的关节炎体征也不同，可出现红斑、畸形、软组织肿胀、关节红肿、渗液、骨性肿胀、骨擦音、压痛、肌萎缩或肌无力、关节活动范围受限及神经根受压等体征。

四、护理指导

（1）既要避免膝关节过度疲劳，又要进行适当的功能锻炼，以增加关节的稳定性，防止腿部的肌肉萎缩，这不仅能缓解关节疼痛，还能防止病情进展，不要认为只有休息不活动，才能保护好患病的膝关节。

（2）除了游泳和散步外，仰卧起坐、俯卧撑、桥形拱身以及仰卧床上把两腿抬起放下的反复练习、模仿蹬自行车，都是很好的运动。

（3）饮食护理。应多吃富含蛋白质、钙质、胶原蛋白、异黄酮的食物，如牛奶、奶制品、大豆、豆制品、鸡蛋、鱼虾、海带、黑木耳、鸡爪、猪蹄、羊腿、牛蹄筋等，这些既能补充蛋白质、钙质，防止骨质疏松，又能生长软骨及关节的润滑液，还能补充雌激素，使骨骼、关节更好地进行钙质的代谢，减轻关节炎的症状。忌吃油腻、油炸、熏制、烧烤、生冷、刺激食物；忌吃高盐、高脂肪食物。

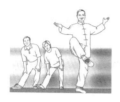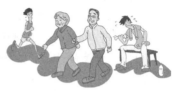

五、护理小贴士

（1）注意保暖，避免诱发关节炎发病的环境因素。潮湿的环境有助于某些病原菌生长，平时应注意卫生，保持居室通风和空气良好，防潮、保暖，避免病原菌尤其是链球菌传播。易感人群应避免强紫外线和某些化学物质的暴露。

（2）合理饮食，保持良好的生活方式。营养缺乏可能导致关节炎加重，而营养过剩、肥胖则可诱发或加重痛风性关节炎、骨关节炎。因此，保持适当的体重、适量的运动，对关节炎的预防有很大的好处，适宜的运动有游泳、散步等，运动前

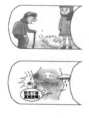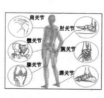

应注意多做准备运动。避免诱发因素,如超重、不当的运动、损伤等。

（3）吸烟人群罹患类风湿关节炎的概率明显升高,戒烟已成为类风湿关节炎的预防措施之一。

（4）保持心情愉悦,提高机体免疫力。免疫系统的稳定与情绪具有相关性。临床上很多患者都是在经历了不良生活事件后出现了自身免疫性疾病的表现,因此,保持乐观、稳定的心态,有利于预防由自身免疫病引起的关节炎。

（5）对年轻医生来说,现在就要做好关节的保护工作,避免外伤的发生,另外还要避免风寒的刺激,这样可以减少关节炎的发生,同时也能减少很多危害的出现。

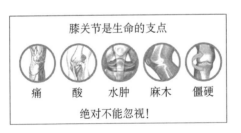

膝关节是生命的支点

痛　　酸　　水肿　　麻木　　僵硬

绝对不能忽视!

27

肩周炎

一、疾病概述

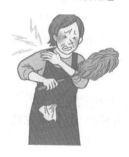

肩周炎,又称肩关节周围炎,俗称凝肩、五十肩。以肩部逐渐产生疼痛,夜间为甚,逐渐加重,肩关节活动功能受限而且日益加重,达到某种程度后逐渐缓解,直至最后完全复原为主要表现的肩关节囊及其周围韧带、肌腱和滑囊的慢性特异性炎症。

肩周炎是以肩关节疼痛和活动不便为主要症状的常见病症。本病的好发年龄在 50 岁左右,女性发病率略高于男性,多见于体力劳动者。如得不到有效的治疗,有可能严重影响肩关节的功能活动。肩关节可有广泛压痛,并向颈部及肘部放射,还可出现不同程度的三角肌萎缩。

二、常见病因

1. 肩部原因

（1）本病大多发生在 40 岁以上中老年人,软组织退行病变,对各种外力的承受能力减弱。

（2）长期过度活动，姿势不良等所产生的慢性致伤力。

（3）上肢外伤后肩部固定过久，肩周组织继发萎缩、粘连。

（4）肩部急性挫伤、牵拉伤后治疗不当等。

2. 肩外因素

颈椎病，心、肺、胆道疾病发生的肩部牵涉痛，因基础病长期不愈使肩部肌肉持续性痉挛、缺血而形成炎性病灶，转变为真正的肩周炎。

三、护理指导

1. 注意防寒保暖

由于自然界的气候变化，寒冷湿气不断侵袭机体，可使肌肉组织和小血管收缩。肌肉较长时间的收缩，可产生较多的代谢产物（如乳酸）及致痛物质。这类物质聚集使肌肉组织受刺激而发生痉挛，久之则引起肌细胞的纤维样变性，肌肉收缩功能障碍而引发各种症状。因此，在日常生活中注意防寒保暖，特别是避免肩部受凉，对于预防肩周炎十分重要。

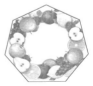

2. 加强功能锻炼

对肩周炎来说，特别要注重关节的运动，可经常打太极拳、太极剑、门球，或在家里进行双臂悬吊，使用拉力器、哑铃以及双手摆动等运动，但要注意运动量，以免造成肩关节及其周围软组织的损伤。

3. 纠正不良姿势

对于经常伏案、双肩经常处于外展工作的人，应注意调整姿势，避免长期的不良姿势造成慢性劳损和积累性损伤。

4. 注意相关疾病

注意容易引起继发性肩周炎的相关疾病。如糖尿病、颈椎病、肩部和上肢损伤、胸部外科手术以及神经系统疾病。患有上述疾病的人要密切观察是否产生肩部疼痛症状，肩关节活动范围是否减小，并应开展肩关节的主动运动和被动运动，以保持肩关节的活动度。

5. 对健侧肩积极预防

已发生肩周炎的患者，除积极治疗患侧外，还应对健侧肩进行预防。有研究表明，40％的肩周炎患者患病5～7年后，对侧肩也会发生肩周炎；约12％的患者，会发生双侧肩周炎。所以，对健侧肩也应采取有针对性的预防措施。

6. 饮食护理

多吃富含维生素C的新鲜水果、牛奶、绿叶蔬菜或多用胚芽、玉米等；忌吃肥腻食品，如肥肉、奶油、油炸食品等。

四、护理小贴士

（1）纠正不良姿势。对于经常伏案、双肩经常处于外展工作的人，应注意调整姿势，避免长期的不良姿势造成慢性劳损和积累性损伤。

（2）加强功能锻炼。如工作或看电视45分钟后，做"点点头""仰仰头""摇摇头"等运动。

（3）注意防寒保暖。不能长时间地吹空调，避免肩膀受凉，中老年人更应注意。

（4）简单的动作帮助您远离肩周炎困扰。

① 爬墙锻炼。面对墙壁，用双手或患手沿墙壁徐缓地向上爬动，使上肢尽量高举，然后缓慢向下回到原处，反复进行。② 体后拉手。双手向后反背，用健手拉住患肢腕部，渐渐向上拉动抬起，反复进行。③ 外旋锻炼。背靠墙而立，双手

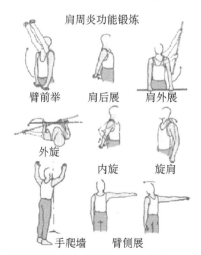

肩周炎功能锻炼

臂前举　　肩后展　　肩外展

外旋　　　内旋　　　旋肩

手爬墙　　臂侧展

握拳屈肘,做上臂外旋动作,尽量使脊背靠近墙壁,反复进行。④ 摇膀子。弓箭步,一手叉腰,另一手握空拳靠近腰部,做前后环转摇动,幅度由小到大,动作由慢到快。

五、自我按摩的步骤及方法

(1)用健侧的拇指或手掌自上而下按揉患侧肩关节的前部及外侧,时间 1~2 分钟,在局部痛点处可以用拇指点按片刻。

(2)用健侧手的第 2~4 指的指腹按揉肩关节后部的各个部位,时间 1~2 分钟,按揉过程中发现有局部痛点亦可用手指点按片刻。

(3)用健侧拇指及其余手指的联合动作揉捏患侧上肢的上臂肌肉,由下至上揉捏至肩部,时间 1~2 分钟。

(4)还可在患肩外展等功能位置的情况下,用上述方法进行按摩,一边按摩一边进行肩关节各方向的活动。

(5)最后用手掌自上而下地掌揉 1~2 分钟,对于肩后部按摩不到的部位,可用拍打法进行治疗。

(6)自我按摩可每日进行 1 次,坚持 1~2 个月,会有较好的效果。

28

颈椎病

一、疾病概述

颈椎病又称颈椎综合征,是颈椎骨关节炎、增生性颈椎炎、颈神经根综合征、颈椎间盘脱出症的总称,是一种以退行性病理改变 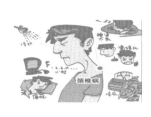 为基础的疾患。主要由于颈椎长期劳损、骨质增生,或椎间盘脱出、韧带增厚,致使颈椎脊髓、神经根或椎动脉受压,出现一系列功能障碍的临床综合征。

二、常见病因

1. 颈椎的退行性变

颈椎退行性改变是颈椎病发病的主要原因,其中椎间盘的退变尤为重要,是颈椎诸结构退变的首发因素,并由此演变为一系列颈椎病的病理解剖及病理生理改变。

(1)椎间盘变性。

(2)韧带—椎间盘间隙的出现与血肿形成。

(3)椎体边缘骨刺形成。

(4)颈椎其他部位的退变。

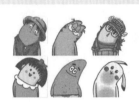

（5）椎管矢状径及容积减小。

2. 发育性颈椎椎管狭窄

近年来，已明确颈椎管内径，尤其是矢状径，不仅对颈椎病的发生与发展，而且与颈椎病的诊断、治疗、手术方法选择以及预后判定均有着十分密切的关系。有些人颈椎退变严重，骨赘增生明显，但并不发病，其主要原因是颈椎管矢状径较宽，椎管内有较大的代偿间隙。而有些患者颈椎退变并不十分严重，但症状出现早而且比较严重。

3. 慢性劳损

慢性劳损是指超过正常生理活动范围最大限度或局部所能耐受时值的各种超限活动。因其有别于明显的外伤或生活、工作中的意外，因此易被忽视，但其对颈椎病的发生、发展、治疗及预后等都有着直接关系。此种劳损的产生与起因主要来自以下 3 种情况。

（1）不良的睡眠体位。不良的睡眠体位因其持续时间长及在大脑处于休息状态下不能及时调整，则必然造成椎旁肌肉、韧带及关节的平衡失调。

（2）不当的工作姿势。某些工作量不大，强度不高，但处于坐位，尤其是低头工作者的颈椎病发病率特高，包括家务劳动者、刺绣女工、办公室人员、打字抄写者、仪表流水线上的装配工等。

（3）不适当的体育锻炼。正常的体育锻炼有助于健康,但超过颈部耐量的活动或运动,如以头颈部为负重支撑点的人体倒立或翻筋斗等,均可加重颈椎的负荷,尤其是在缺乏正确指导的情况下容易引起肩关节损伤。

4. 颈椎的先天性畸形

在对正常人颈椎进行健康检查或做对比研究性摄片时,常发现颈椎段可有各种异常所见,其中骨骼明显畸形约占 5%。

三、护理指导

（1）长期伏案工作者,应定时改变头部体位,按时做颈肩部肌肉的锻炼。注意端正头、颈、肩、背的姿势,不要偏头耸肩、谈话、看书时要正面注视,要保持脊柱的正直。

（2）手法按摩推拿是颈椎病较为有效的措施。它能缓解颈肩肌群的紧张及痉挛,恢复颈椎活动,松解神经根及软组织粘连来缓解症状。①提耳。以双手示指和拇指的指腹挤压耳廓中下 1/3 的交界处以及耳屏,各自挤按约 3 分钟。在挤按的时候一定要注意力量的适中,不可过猛。②搓颈。用双手的手掌沿着颈后的发际穴处至第 7 颈椎棘突也即是大椎穴,自上而下的轻轻地揉搓颈后部的肌肉,重复 12 次,也可双手交叉揉搓。③摩面。用双手中指贴近鼻翼,轻轻按压迎香穴,向上做出擦脸的动作,至额前后,再沿着耳旁按摩到颌下部位,并注意轻轻按压耳垂的周围,最终还原到鼻旁面颊。④甩手。也就是一个轻松整理的动作。动作时,将双足与肩等宽而分开,双眼平视,然后两肩和手臂放松下垂,一遍重复 12 次。⑤前俯后仰。就是以双手叉腰,先是抬头向后仰,同时注意吸气,片刻停留做双眼望天状;然后缓缓地前胸低头,同时配合呼气,片刻停留做双眼看地状。⑥举臂转身。动作时先举起右臂,使掌心向下,然后抬头双眼目视手心,身体慢慢左转,停留片刻,然后依次右转。

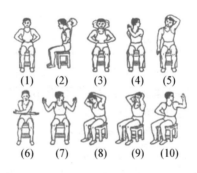

(1)　　(2)　　(3)　　(4)　　(5)

(6)　　(7)　　(8)　　(9)　　(10)

（3）温热敷。可改善血循环,缓解肌肉痉挛,消除肿胀以减轻症状,有助于手法按摩推拿后使患椎稳定。可用热毛巾和热水袋局部外敷。

（4）理疗。理疗在颈椎病的治疗中,可起到多种作用。一般认为,急性期可行离子透入、超声波,紫外线或间动电流等;疼痛减轻后用超声波、碘离子透入,感应电或其他热疗。

（5）饮食护理。宜多食高蛋白高钙食物,如鱼、鸡肉、鸭肉、牛奶、豆制品、虾类,另外多吃新鲜蔬菜水果。

（6）其他注意事项。由于颈椎病病程长，病情常有反复，发作时症状可能比较重，影响口常生活和休息，因此既要消除紧张恐惧心理，又要防止消极心态、放弃积极治疗。

四、护理小贴士

（1）颈椎病的最好锻炼方法还得从平时的工作、生活当中着手。

（2）长时间办公注意中途放松休息；平时办公 1.5 个小时后，抽出几分钟在办公室喝个水或走动下。中间再做一做颈椎放松保健操，让颈肩得到放松。

（3）平常工作、生活不要让脖子受凉；颈椎着凉是引起颈椎病发的重要因素之一，夏天的空调不要露肩吹、冬天的寒风记得戴围巾。

（4）坚持体育运动是锻炼健康颈椎的最好办法。比如，跑步、游泳、放风筝、跳绳都是不错的选择。

（5）晚上洗澡时，可以将水温稍微调高沐浴颈椎部位，同时自己用手按上面的自我保健方法对颈部肌肉进行拿捏。

（6）晚上睡觉选择适合的枕头对改善颈椎病

很关键。适合的枕头可以让颈椎保持良好的曲度以及支撑着颈肩部的软组织,尽量减轻关节压力。一般来说,枕头的材质不要过软过硬,适中就可以了,高度以自己拳头那么高,枕头下缘要在胸椎第1和2节处,枕头上缘要可以支撑着头部,睡觉姿势最好取仰卧位。

29

腰椎病

一、疾病概述

腰椎病又名腰椎间盘髓核突出症。它是椎体之间的纤维环破裂后髓核突出压迫脊神经根导致腿痛的一种常见病,好发于20～45岁的青壮年,男性多于女性。多数患者有不同程度的外伤史,造成腰椎间盘纤维环破裂,髓核向后或后外侧突出压迫脊神经根引起腰腿痛。腰椎病以腰腿痛和腰部活动受限为主要症状,同时可伴有一系列复杂的相关症状。主要症状包括不能直立、头痛、眩晕、视力模糊、记忆力下降、颈肩酸痛、食欲缺乏、反胃、呕吐、下肢无力,严重者可能导致瘫痪。

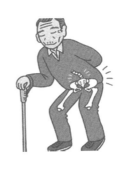

二、常见病因

本病最基本的病因是腰椎间盘的退行性改变。正常椎间盘富有弹性和韧性,具有强大抗压能力,可承担450 kg的力（1 kg＝9.8 N）而无损伤。但在20岁以后椎间盘即开始逐渐退变,髓核含水量逐渐减少,椎间盘的弹性和抗负荷能力也随之减退。在这种情况下,因各种负荷的作用,椎间盘易在受力最大处,即纤维环的后部,由里向外产生裂隙。在此基础上,某些因素可诱发纤维环的破裂,导致髓核组织突出或脱出。比较常见的诱发因素如下。

(1)腹压增高,如剧烈咳嗽、便秘时用力排便等。

(2)腰姿不当,当腰部处于屈曲位时,如突然旋转身体则易诱发髓核突出。

(3)突然负重,在未有充分准备时,突然使腰部负荷增加,易引起髓核突出。

(4)腰部外伤,急性外伤时可波及纤维环、软骨板等结构,而促使已退变的髓核突出。

(5)职业原因,如汽车驾驶员长期处于坐位和颠簸状态,易诱发椎间盘突出。

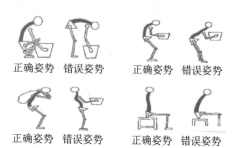

正确姿势　错误姿势　　正确姿势　错误姿势

正确姿势　错误姿势　　正确姿势　错误姿势

三、护理指导

1. 避免体重过胖

由于过度肥胖也是引起中老年人腰腿痛的

重要原因之一,所以应限制饮食,保持体重,避免过胖。

2. 控制总热量

如果对饮食的质和量不能科学搭配,那么肥胖是不可避免的结果。

3. 戒烟

越来越多的资料表明,吸烟还是慢性腰痛的发病原因之一,而且影响治疗效果。

4. 自我保健

(1)擦腰。站立,双腿分开如肩宽,两手握拳,拳眼紧贴腰部,用力上下擦动,下面从骶部开始,往上擦到尽可能高;动作频率要快,上下往返数十次,以皮肤发热为度。

(2)揉臀。站立,双腿分开如肩宽,用一手掌的大鱼际处贴着同侧臀部,顺时针或逆时针揉动数十次,然后用另一侧手揉另一侧臀部,以酸胀为度。

(3)按命门穴。站立或坐位,用一手或两手拇指指腹按住命门穴,感到有点酸胀感后揉动数十次。

(4)揉肾俞穴。体位同前,用一手拇指按住肾俞穴,使有酸胀感,然后揉动数十次,再用另一手按摩另一肾俞穴。

(5)推腰臀部。先左弓步站立,用右手掌推同侧腰部,然后用力向下推,经臀一直推到小腿部为止,身体随着向右侧弯。然后推另一侧,方法相同,方向相反。

（6）弯腰捏腿部。站立，也可躺于床上，两腿伸直，慢慢向前弯腰，同时用两手掌和手指捏大小腿前面的肌肉，反复5～10次。

（7）推转腰部。站立，双脚分开如肩宽，双手叉腰；拇指在前，先用右手掌推右腰，推腰向前向右转，然后用左手掌推左腰，推腰向后向右转，推转数十次；也可反方向推转。

（8）捶腰。站立双脚分开同肩宽，双手握空心拳，用拳眼轻轻叩击两侧腰部，由上而下，往返数十次。

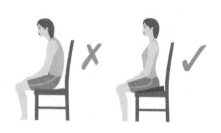

5. 饮食护理

（1）平时可多食一些含有增强骨骼强度、肌肉力量，提高恢复功能营养成分的食物。特别要含有钙、蛋白质、B族复合维生素、维生素C、维生素E，这些营养素是不可缺少的。

（2）钙是骨的主要成分，所以要充分摄取。同时，钙还有使精神安定的作用，可以起到缓解疼痛的作用。钙含量多的食品有：鱼、牛奶、酸奶、芝麻、浓绿蔬菜、海藻类。

（3）蛋白质是形成肌肉、韧带、骨不可缺少的营养素。蛋白质含量多的食品有：猪肉、鸡肉、牛肉、肝脏、鱼类、贝类、干酪、鸡蛋、大豆、大豆制品。

（4）B族维生素含量多的食品有：糙米、精米、大豆、花生米、芝麻、浓绿蔬菜。

（5）椎间盘的纤维环是由结缔组织形成的，要形成结实强健的纤维环，维生素C是不可缺少的。维生素C含量多的食品有：红薯、马铃薯、青椒、青白萝卜叶、油菜、菜花、卷心菜、芹菜、草莓、甜柿子、柠檬、橘子。

（6）维生素E有扩张血管、促进血流、消除肌肉紧张的作用，用于缓解疼痛。维生素E含量多的食品有：鳝鱼、大豆、花生米、芝麻、杏仁、糙米、植物油。

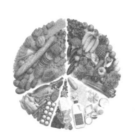

四、护理小贴士

（1）减少腰部受伤、受潮。

（2）避免长期剧烈运动。长期、过度、剧烈的运动或活动是诱发骨质增生的基本原因之一。

（3）健身运动。坚持长期的各种健身运动，防止中老年骨质疏松症和骨质增生症。散步、健身操、太极拳、太极剑、长跑等运动都是很好的锻炼方式。

（4）保健按摩。可采用坐位或站位，用双手掌及各指自上而下在腰部进行按摩，力量由轻而重，直至局部发热，可促进腰部的血液循环，缓解肌肉的僵硬和紧张。

（5）保持良好的站立姿势。双膝关节微屈，臀大肌轻度收缩，自然收缩腹肌，腰椎轻度变直，减少腰骶角，增加脊柱支撑力，预防腰椎间盘的损伤。

（6）保持良好的坐姿。操作电脑时要保持正确坐姿。确保坐着的时候要整个脚掌着地。也可以调节工作台、椅子，还可以使用脚垫。如果使用脚垫，一定要确保脚垫宽度足够使腿可以在工作区内自由活动。

（7）加强腰背肌功能锻炼。脊柱是一个由骨骼和附着的肌肉等组成的器官，腰椎的稳定性有赖于腰背肌的良好功能来呵护。坚持腰的保健运动，经常进行腰椎各方向的活动，使腰椎始终保持生理应力状态，加强腰肌及腹肌练习。腰肌和腹肌的力量强可增加腰椎的稳定性，对腰的保护能力加强，防止腰椎发生退行性改变。

（8）睡床要软硬适中，避免睡床过硬或者过软，使腰肌得到充分休息；避免腰部受到风湿寒的侵袭，避免腰部长时间处于一种姿势，肌力不平衡，造成腰的劳损。

（9）搬抬重物时应先下蹲，用腰时间过长时应改变腰的姿势,多做腰部活动,防止逐渐发生劳损,因工作性质而用腰过度或已产生轻度劳损时,应避免劳损进一步加剧而最终引起腰椎退变。

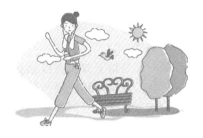

30

下肢静脉曲张

一、疾病概述

下肢静脉曲张是指下肢浅表静脉发生扩张、延长、弯曲成团状，晚期可并发慢性溃疡的病变。本病多见中年女性，或长时间负重或站立工作者。下肢静脉曲张是静脉系统最重要的疾病，也是四肢血管疾患中最常见的疾病之一。通常在四肢血管疾病的大多数病例中，常因静脉曲张及其并发症尤其是溃疡而就诊。

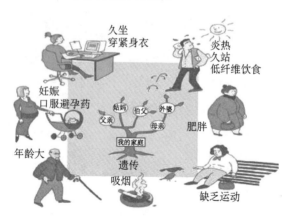

二、常见病因

（1）静脉壁薄弱和瓣膜缺陷。静脉壁相对薄弱,在静脉压作用下可以扩张,瓣窦处的扩张导致原有的静脉瓣膜无紧密闭合,发生瓣膜功能相对不全,血液倒流。瓣膜发育不良或缺失,小不能发挥有效地防止倒流作用,导致发病。

(2) 静脉内压持久升高。静脉血本身由于重力作用,对瓣膜产生一定的压力,正常情况下对其不会造成损害,但当静脉内压力持续升高时,瓣膜会承受过重的压力,逐渐松弛、脱垂、关闭不全。此多见于长期站立工作,重体力劳动、妊娠、慢性咳嗽、长期便秘等。

(3) 年龄与性别。由于肢体静脉压仅在身体长度达最高时方达最高压力,青春期前身体不高,故静脉口径较小,均可防止静脉扩张,所以尽管 30 岁前患有严重静脉曲张,但大多数是随年龄增大,静脉壁和瓣膜逐渐失去其张力,症状加剧迫使患者就医。静脉曲张以女性多见,可能由于妊娠能诱发或加重静脉曲张。但没有妊娠的女性,其发病率也比男性高(男∶女=1∶3),其原因可能是女性骨盆较宽大,血管结构过度弯曲以及月经期、妊娠期和绝经期时均可使骨盆内的静脉充血。妊娠期易发生静脉曲张的另一个原因是由于妊娠期四肢浅静脉的张力降低,使其易于扩张,这种情况在产后可恢复。长期站立、肥胖和腹腔压力等因素可增加静脉压力,均会增加静脉曲张发生发展的可能。

三、护理指导

(1) 多锻炼,但不可过度运动,适当的运动可以加快腿部血液循环,强化腿部血管。

(2)避免长时间的站立、行走,适当的时候要进行充分的腿部按摩。

(3)休息的时候,把腿抬至高于心脏高度处,这样能帮助腿部血液流回心脏。

(4)注意保持体重,肥胖的人应该减肥。肥胖虽不是直接原因,但过重的分量压在腿上,可能会造成腿部静脉回流不畅,使静脉扩张加重。

(5)戒烟。因吸烟能使血液黏滞度改变,血液变黏稠,易淤积。口服避孕药也有类似作用,应尽力少服用。

(6)饮食护理。①要多吃新鲜蔬菜和水果,可以改善组织的氧化作用,增加血液循环,提高机体免疫力。②要有足够的蛋白质食物摄入量,充足的蛋白质可以维持体内所有营养物质的平衡,增强免疫力。③要保持低盐。体内的盐太多会导致血管吸水,进而导致小腿肿胀,对血管造成压力。

四、护理小贴士

(1)避免同一个姿势长期的站立,如果是工作需要,可把重心轮流放在两条腿上,经常踮脚,让脚后跟起、落活动,或不时下蹲,能使小腿肌肉收缩,避免小腿静脉内血液淤积。

（2）长期坐着的工作人员,每隔一段时候起来行走一会,行走可以发挥小腿肌肉的"肌泵"作用,防止血液倒流的压力。

（3）不要长时间坐着,坐着的时候要经常变换姿势或活动踝关节和足趾。保持正确的坐姿,不要跷二郎腿。

（4）久站人群或早期的静脉曲张患者,可穿静脉曲张弹力袜(医用),在每日下床之前,将双腿举高慢慢套入。弹力袜的压力能帮助静脉回流,改善且预防下肢静脉曲张。

（5）久坐久站人群在晚上睡觉的时候可将腿抬高,缓解血液对下肢静脉的压力。保持最舒适之姿势即可,千万不要因此而让腿部僵直,适得其反。

（6）尽量不穿高跟鞋。平跟鞋有助于预防静脉曲张,在条件许可时,赤足或穿拖鞋。不要穿紧身的衣服。过紧的衣服会影响静脉的回流,诱发或加重静脉曲张的症状,衣服以宽松为好。

（7）适当体育锻炼。每天进行适当的体育锻炼,不仅能增加身体的抵抗力,还能改善身体的血液循环,预防静脉曲张的发生。

（8）怀孕也是静脉曲张的一个诱发因素,因此,怀孕的女性要给腿部特殊的关照,多休息,要经常按摩腿部,避免久坐久站等,帮助血液循环,避免静脉曲张。

（9）平时可做一些保健操,如平卧于床上,抬高患肢 45 度维持 1～2 分钟，或直抬腿向上向下运动数分钟，每日练习 2～3 次，以助下肢静脉血液回流加快。

（10）保持脚及腿部清洁，并避免受外伤造成皮肤破溃。不使用 40℃ 以上的高温水长时间泡脚。如果腿部皮肤有干燥情形，遵照医师嘱咐涂药。每晚自我检查小腿是否有肿胀情形。

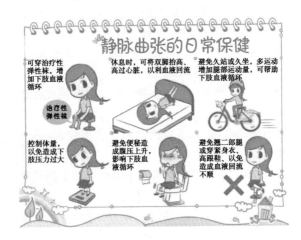

静脉曲张的日常保健

可穿治疗性弹性袜，增加下肢血液循环

治疗性弹性袜

休息时，可将双脚抬高、高过心脏，以利血液回流

避免久站或久坐，多运动增加腿部运动量，可帮助下肢血液循环

控制体重，以免造成下肢压力过大

避免便秘造成腹压上升，影响下肢血液循环

避免翘二郎腿或穿紧身衣、高跟鞋，以免造成血液回流不顺

医务工作者健康锦囊

31

荨麻疹

一、疾病概述

荨麻疹(urticaria)是一种血管皮肤反应,典型表现为短暂的发痒的水疱暴发,水疱为边界清晰、中心苍白、光滑、轻度高出皮面的红斑,形状及大小表现多样。此反应是由局部组胺或高敏反应引起的其他血管活性物质的释放引起的。急性荨麻疹发展迅速,通常有明确的原因。例如,对某种药物、食物、蚊虫叮咬、吸尘器或接触性过敏原的高敏反应、情感压力或环境因素。尽管个别损伤可在12～24小时内消失,但新的损伤表现会持续出现。持续超过6周的荨麻疹为慢性荨麻疹。可在数月或数年内复发,潜在的病因通常不明。有时,心理因素也可引起荨麻疹。血管性水

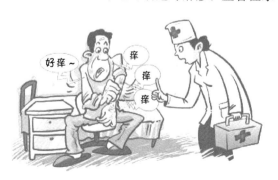

肿或巨大的荨麻疹是急性暴发的典型表现，通常累及黏膜，有时可累及上肢、下肢及生殖器。

二、常见病因

荨麻疹的病因非常复杂，约 3/4 的患者找不到原因，特别是慢性荨麻疹。常见原因主要有：食物及食物添加剂，吸入物，感染，药物，物理因素如机械刺激、冷热、日光等，昆虫叮咬，精神因素和内分泌改变，遗传因素等。

（1）食物。以鱼、虾、蟹、蛋类最常见，其次某种香料调味品亦可引起。

（2）药物。青霉素、磺胺类、呋喃唑酮（痢特灵）、血清疫苗等，常通过免疫机制引发荨麻疹。而阿司匹林、吗啡、阿托品、维生素 B_1 等药物为组胺释放物，能直接使肥大细胞释放组胺引发荨麻疹。

（3）感染。包括病毒（如流感病毒、肝炎病毒）、细菌（如金黄色葡萄球菌）、真菌和寄生虫（如

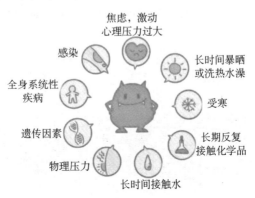

焦虑，激动
心理压力过大

感染

长时间暴晒
或洗热水澡

全身系统性
疾病

受寒

遗传因素

长期反复
接触化学品

物理压力

长时间接触水

蛔虫等）。

（4）动植物。如昆虫叮咬或吸入花粉、羽毛、皮屑等。

（5）物理因素。如冷热、日光、摩擦和压力等都可引起。此外，胃肠疾病，代谢障碍，内分泌障碍和精神因素亦可引起。

三、护理指导

（1）结合病史，积极寻找过敏原，发现可疑食物或药物过敏时，应立即停用。

（2）注意卫生，保持皮肤清洁，温水洗浴，减少清洁剂、化妆品等的皮肤刺激。

（3）保持被褥清洁、柔软，穿棉质宽松内衣，避免毛织物、化纤织品直接与皮肤接触。

（4）皮肤护理。观察皮肤是否有因瘙抓所致的继发损害及继发感染，及时给予对症处理。避免摩擦、搔抓等因素刺激患处，防止因搔抓引起皮疹增多，瘙痒加剧。

（5）饮食护理。①饮食宜清淡、富有营养的易消化食物，多喝水、多食蔬菜、多食含大量维生素C的水果、果汁等。②有明确食物过敏原的患者，应避免食用此类食物。③腹痛者避免食用粗糙、带壳及硬的食物，以免加重腹痛及引起上消化道出血。④腹泻者不宜食用纤维素含量较多及润肠通便的食物，如芹菜、香蕉等。⑤饮食应温热，避免油腻、生冷海鲜类食物。忌食辛辣腥发食物，如牛肉、羊肉、鸡肉、海鲜、香菜、韭菜、生姜、蒜、葱、蛋类、菌类等食物,禁饮浓茶、酒类等。

（6）健康教育。①对慢性荨麻疹患者耐心解释发病因素,积极预防,消除患者长期患病所造成的紧张心理,树立信心,积极配合治疗。②室内禁放花卉,禁用喷洒剂等化学物品,以免致敏。③急性荨麻疹伴有呼吸道、消化道症状的患者,需密切观察病情变化,发现喉头水肿、血压下降,应及时处理,防止窒息和过敏性休克的发生。

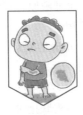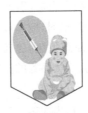

四、护理小贴士

（1）保持整洁、安静、温湿度适宜、空气清新的生活环境。家里尽量不要养宠物;还有避免养一些气味浓厚的刺激花卉,吸入花粉容易导致过敏。生活自律,少喝酒,避免参加高强度的活动。

（2）多饮水,促进致敏物质排泄。避免用力搔抓及摩擦致使皮肤破损,防止感染。避免用肥皂、热水洗澡;避免穿着粗、纤衣裤;内衣宜选宽松柔软棉质品。避免冷热环境刺激、情绪激动、剧烈运动。

（3）限制饮食,但要有针对性,合理限制。对于急性荨麻疹来说,如果不是感染或药物引起,首先应避免刺激性、易过敏的食物，如辛辣食物、海鲜、奶类、蛋类等，一定要仔细回顾，有没有平常不经常吃的食物和喝的饮料，包括蔬菜、水果引发。一些佐料和防腐剂也不可忽视，因为这些物质不易引起人们的注意，实际上这些物质引起过敏的也不少见。

（4）注意因药物因素引起的过敏反应。最常见的有青霉素一类的抗生素，还有阿司匹林。荨麻疹病因情况复杂，若同时患有其他疾病，最好先将其治愈。要保持一个积极向上健康的状态，保持愉快平和的心态，平时多活动，增加身体抵抗力。

32

皮肤瘙痒症

一、疾病概述

皮肤瘙痒症(cutaneous pruritus)系指临床上无原发损害,且以瘙痒为主的感觉功能异常性皮肤病。由于搔抓可出现继发性皮肤损害,如抓痕、血痂等,依据皮肤瘙痒的范围或部位,可分为局限性和全身性。局限性常见的是外阴、肛周部位的皮肤瘙痒,还有头皮的瘙痒。全身性可分为老年性、季节性等,比如到了冬天,冬季瘙痒症较为常见。常见于各种皮肤疾病,以及食物过敏、药物过敏、经前隐疹、妊娠风疹、阴痒等。皮肤瘙痒症

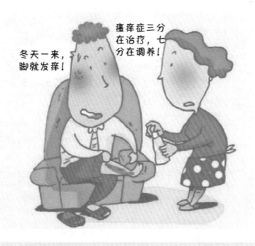

患者平时多注意饮食,避免刺激发病部位。

二、常见病因

皮肤瘙痒症是一种自觉瘙痒而临床上无原发损害的皮肤病,病因尚不明了,总的来说,分为内因和外因两类。

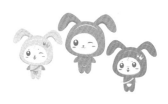

1. 内因

(1)疾病因素。如糖尿病、肝病、肾病、中枢神经系统疾病等;胆酸浓度过高、血中钙、磷过高均会引起皮肤瘙痒。

(2)精神紧张。过度紧张、兴奋、忧郁、疲劳、焦虑、急躁以及生活环境的改变,皆可能是神经性皮炎的诱因。

(3)皮肤温度升高。皮肤温度升高或皮脂腺分泌减少,以及细胞内成分的变化,都可能引起皮肤瘙痒。

2. 外因

(1)气候变化。除潮湿天气外,冬季气候寒冷干燥,人体皮肤也变得干涩粗糙,甚至表皮脱落,也容易使皮内神经末梢受刺激而发痒。

(2)蚊虫叮咬。蚊虫叮咬可导致虫咬性皮

炎,产生瘙痒的症状。食物过敏:一些食物如海鲜、牛羊肉等容易成为致敏原,从而导致皮肤瘙痒。

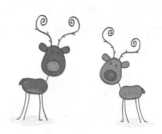

三、护理指导

1. 寻找病因,加以去除

早期诊断及早期治疗。

2. 避免各种刺激因素

如过度搔抓、开水烫洗、应用洗涤剂、饮酒、进食辛辣食物。

3. 饮食护理

(1)多吃新鲜蔬菜、水果、富含维生素 A 的食物(如瘦肉、动物肝脏、胡萝卜、菠菜和豆制品)。多吃凉血解毒食物,如绿豆、粳米、黄瓜、苦瓜、马齿苋、绿茶等。

(2)多吃富含锰的食物,这样可以有一定的缓解皮肤瘙痒症的作用。通常情况下,含锰比较多的食物有核桃、花生、芝麻、粗粮、茶叶、豆类等食物。

(3)多吃碱性的食物,比如葡萄、海带、芝麻、苹果、萝卜、绿豆、苦瓜、番茄等食物。

（4）瘙痒严重者可吃苋菜、白菜、芥菜、芋艿、海带、紫菜、鸡血等食物。

（5）少吃高脂肪食物,这是因为高脂肪食物会增加皮肤上油脂的负担,特别是皮肤表面的毛孔易发生堵塞的现象。

（6）少吃糖类食物。过多的糖会增加皮肤上细菌的繁殖,刺激皮肤,造成皮肤瘙痒。

（7）少吃鱼、虾、蟹等海产品,它们是皮肤瘙痒的过敏原,易使皮肤血管周围的活性物质释放出来,加剧皮肤的瘙痒。

（8）少吃辛辣刺激性食物,如烟、酒、辣椒、胡椒、大蒜、葱、芥末、生姜、咖啡等。

（9）忌吃公鸡、鹅等发物。

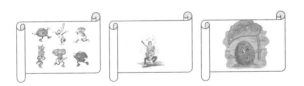

四、护理小贴士

（1）生活规律,早睡早起,适当锻炼。及时增减衣服,避免冷热刺激。

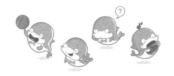

（2）全身性瘙痒患者应减少洗澡次数，洗澡时不要过度搓洗皮肤，不用碱性肥皂，水不要过热。

（3）内衣以棉织品为宜，应宽松舒适，避免摩擦。

（4）精神放松，避免恼怒忧虑，树立信心。积极寻找病因，去除诱发因素。

（5）戒烟酒、浓茶、咖啡及一切辛辣刺激食物，饮食中适度补充脂肪。

（6）勤剪指甲，以避免继发感染。

（7）剧痒难忍时可适当口服抗过敏药物。

33

湿疹

一、疾病概述

湿疹是由多种内外因素引起的瘙痒剧烈的一种皮肤炎症反应。分急性、亚急性、慢性 3 期。急性期具渗出倾向，慢性期则浸润、肥厚。有些患者直接表现为慢性湿疹。皮损具有多形性、对称性、瘙痒和易反复发作等特点。

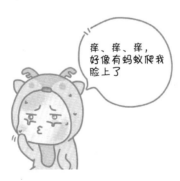

痒、痒、痒，好像有蚂蚁爬我脸上了

二、常见病因

湿疹病因复杂，常为内外因相互作用结果，是复杂的内外因子引起的一种迟发型变态反应。内因如慢性消化系统疾病、精神紧张、失眠、过度疲劳、情绪变化、内分泌失调、感染、新陈代谢障碍等，外因如生活环境、气候变化、食物等均可影响湿疹的发生。外界刺激如日光、寒冷、干燥、炎热、热水烫洗以及各种动物皮毛、植物、化妆品、肥皂、人造纤维等均可诱发。

(1)某些类型的湿疹与遗传有密切的关系。某些湿疹与微生物的感染有关。这些微生物包括金黄色葡萄球菌、马拉色菌、气源性真菌如交链孢霉、分枝孢霉、点青霉、烟曲霉、镰刀霉、产黄青霉、黑曲霉及黑根霉等。

(2)人类的食物品种极多,一般可分为植物类、动物类、矿物类,在近代的食物中还经常应用一些化学合成的食物如糖精、醋酸、枸橼酸(柠檬酸)、香精、合成染料等。这些食物均可引起食物的变态反应,从而导致湿疹的产生。

(3)药物因素。湿疹的产生尚可由苦闷、疲劳、忧虑、紧张、情绪激动、失眠等神经精神因素及日光、紫外线、寒冷、潮湿、干燥、摩擦等气候、物理因素所引起。此外,慢性肠胃疾病、慢性酒精中毒、肠寄生虫以及新陈代谢障碍、内分泌失调等因素都是湿疹发生的原因。

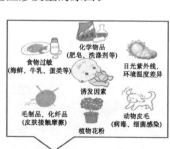

食物过敏
(海鲜、牛乳、蛋类等)

化学物品
(肥皂、洗涤剂等)

日光紫外线、
环境温度差异

诱发因素

毛制品、化纤品
(皮肤接触摩擦)

植物花粉

动物皮毛
(病毒、细菌感染)

三、护理指导

（1）避免自身可能的诱发因素。

（2）在专业医师指导下用药，切忌乱用药。

（3）不用刺激性强的药物在局部涂抹，每次换药时要注意无菌操作。

（4）密切观察皮损大小和皮损处皮肤情况，禁止针刺。

（5）饮食护理。①适当补充维生素，多吃胡萝卜、绿叶蔬菜、水果等富含维生素的食品。②避免食用一些刺激性食物，如葱、姜、蒜、浓茶、咖啡、酒类及其他容易引起过敏的食物，如鱼、虾等海味。

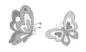

四、护理小贴士

（1）保持房间的温度与相对湿度，减少与"致敏原"接触。

（2）保持皮肤清洁干燥，勤剪指甲，避免搔抓，预防感染。内衣应全棉，宽松，勿过度保暖。

（3）冬季洗澡不要太勤，每周 1～2 次；洗澡水不要太热，一般保持在 40℃；少用碱性大的肥皂等清洁用品，少搓澡。少接触化学成分用品，如肥皂、洗衣粉、洗涤精等。

（4）注意劳逸结合，避免过度劳累和精神过度紧张，保证充足的睡眠。进行适度的运动和锻炼以增强机体抵抗力，同时养成良好的排便习惯，保持大便通畅，生活有规律。

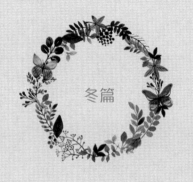

冬篇

小至

天时人事日相催　　冬至阳生春又来

刺绣五纹添弱线　　吹葭六管动浮灰

岸容待腊将舒柳　　山意冲寒欲放梅

云物不殊乡国异　　教儿且覆掌中杯

——杜甫

34

皮肤干燥、瘙痒

一、疾病概述

皮肤是人体的天然外衣，一般由外至内分为表皮、真皮和皮下组织三大部分，而表皮又分为角质层、透明层、颗粒层、棘层及基底层。皮肤最外层的角质层，于皮肤屏障功能的完整起着很重要的作用。角质层上面有一层皮脂膜，是由皮脂、汗液和表皮细胞分泌物乳化而形成的半透明乳状薄膜，皮脂膜中的游离脂肪酸、乳酸盐、尿素和尿酸为天然的保湿因子，对皮肤起保湿作用。角质层和皮脂膜可以防止皮肤水分的丢失。

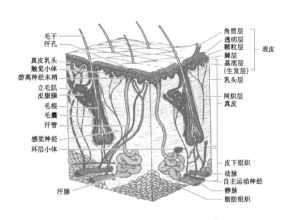

二、常见病因

皮肤干燥是指因季节变化、缺水和贫血等原因，使得皮肤变厚、变粗糙。秋冬季节，人体的皮脂、水分分泌会逐渐减少，皮肤明显变得干燥，称为干性皮肤，尤其是中老年人因水分大量减少，皮肤表层会显得更粗糙，常有手脚、小腿处有干裂、发痒的情形，在无法忍受干痒时，患者会不断地去抓痒，造成皮肤有伤口，引起发炎或流脓。

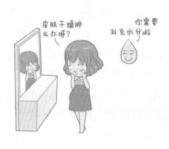

三、临床症状

（1）整张脸感到紧绷；用手掌轻触时，没有湿润感。

（2）身体其他部分的皮肤呈现出干巴巴的状态；有的部位有干燥脱皮现象。

（3）洗澡过后有发痒的感觉；光泽度好，无暗沉、黄气等问题；皮肤有弹性；线条圆润光滑；皮肤表层无干燥、脱皮或细纹，脸色明亮。

（4）涂擦爽肤水，不会感觉紧绷，同时皮肤更自然细致，不起碎屑；无干燥脱皮现象，尤其是洗

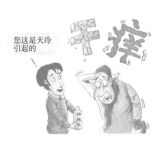

您这是天冷引起的

干痒

澡后或秋冬季。

四、应对措施

1. 通透的肌肤是"洗"出来的

皮肤干燥是为什么？是因为不干净。有试验证明：完全清洁后的肌肤，油性肌肤40分钟，干性肌肤1小时之内就可以恢复正常的皮脂状态，表现为润泽不紧绷。所以皮肤是不会被"洗"干燥的，只有脏了才干燥。

全身的肌肤护理比脸部护理更重要更难。

在浴缸中滴入你喜爱的精油，搅拌均匀，撒上芬芳的花瓣。步入水中，浸泡20分钟，充分享受沐浴的放松。感觉身心舒展后，可用画圈式的手法进行身体按摩或借助按摩器具进行。按摩后，进行清洁去角质的工作。饮上一杯清茶，做个深呼吸，整个人都会感到分外清爽。同时控制好洗澡水的水温，皮肤瘙痒的人不宜用温度较高的水洗澡，否则会加重瘙痒的程度。

2. 五步护肤法

（1）皮肤清洁。保养皮肤的第一步骤就是清

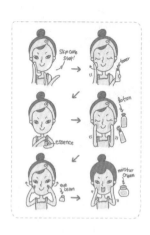

洁皮肤。清洁皮肤可以促进皮肤的新陈代谢,增加皮肤的吸收能力,可以预防皮肤疾病,延缓皮肤的衰老,阻止皱纹的产生。在秋冬季,使用洗面奶洗脸时,中性皮肤可以早晚各一次,干性皮肤跟中性皮肤一样,不可太过频繁,油性皮肤一天三次为宜。总之,以保持皮肤的清洁为目的。洗脸水的温度大约保持在 36℃左右,干性皮肤可以适当低一点,34℃左右;油性皮肤可以选择高一点,大约 38℃左右。

医务工作者健康锦囊

正确的洗脸方法是先用温水洗去油脂和洗面奶,最后再用流动的冷水洗净皮肤,可以有效地收缩毛孔,紧致肌肤。但是敏感型皮肤和干燥型皮肤的不适合单纯用冷水洗脸。秋冬季节,洗澡不必过于频繁,每周洗 1~2 次即可,洗澡太频繁的话会破坏保护肌肤的皮脂膜。洗澡的水温不宜太高,洗澡时不要使用太大的劲搓洗皮肤,以免搓伤周围皮肤。

(2)选对合适保湿用品。秋冬季节天气干燥,气温下降,皮肤的新陈代谢对气候的变化还没完全适应,使皮肤的汗腺分泌减少,显得很干燥。因此,选择保湿效果好、滋润作用强的护肤品是必要的,天然无刺激性质的护肤品是秋冬季节的首选,防止皮肤敏感现象出现的同时还能补充丰富的水分。秋冬季节,应该适当地增加护肤品的使用量,使皮肤得到充分的滋养和维护。对于四肢和躯干的皮肤可以选用滋润度高、吸收好的润肤霜,可以使皮肤保持柔软光滑,富有弹性,又能预防和辅助治疗某些皮肤疾病,如特应性皮炎、冬季瘙痒症或鱼鳞病等。

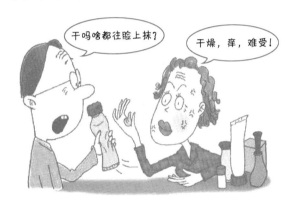

(3) 防晒工作不能忽视。秋冬季节,阳光中的紫外线虽然不像夏天那么强烈,而且中波和长波紫外线也减弱了,但是紫外线还是会造成皮肤的老化、变黑。因此,秋冬季节也应当注意防晒,可以选择防晒指数不是太高的防晒霜。

(4) 补充水分,阻止皱纹的侵入。秋冬时节天气干燥,如果不注意滋养皮肤,造成皮肤内大量水分的流失,容易形成假性的皱纹。出现假性皱纹不用太担心,保持充足的睡眠,合理的营养摄入,选用合适的护肤品,每天坚持脸部按摩,可以促进面部的血液循环,可以减少假性皱纹。

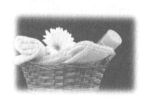

（5）合理的饮食习惯。为了应对秋冬季节的干燥天气,平时要多喝水,补充体内和皮肤的水分流失。此外,合理的饮食结构可以改善人的体质,帮助延缓衰老。由于人的体液呈现弱碱性,所以多摄入碱性食物如蔬菜、瓜果、豆制品等,可以使皮肤细腻光滑。

五、护理小贴士

冬季五招

（1）用酸碱度值较低的洁肤液。皮肤如果已经干燥脱皮了,就避免用肥皂清洁,要尽量保留一层油脂在表皮上,即使

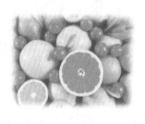

用肥皂,也要选择酸碱度值较低的类型。含有牛油、蜂蜜成分的洁肤液通常都比较滋润,可以选用。

（2）用橄榄油做护肤品。如果皮肤非常干燥,即使用了润肤乳也还是于事无补,就可以试试涂橄榄油,因为橄榄油中的维生素 A、维生素 E 对皱纹、皮肤过敏皆有治疗功效,当然这只适用

于过干的皮肤。如果只对于普通的干燥皮肤,橄榄油可能太过油腻。此外,含维生素 E 的用品也同样有滋润作用,可以多用。

(3)每星期用牛奶沐浴 1 次。在浴缸水内加入 1 L 鲜牛奶和 1 匙橄榄油,浸洗 5 分钟。如果实在不想泡浴的话,也可在一盆水里加些牛奶不断冲洗,浸浴比冲的效果好得多。

(4)没抹干身体前涂浴油。油比乳霜容易停留在表面,可能黏糊糊的感觉会让你觉得不舒服。在洗澡后还没擦干身体前,立即涂浴油或婴儿油,以最快的速度锁住皮肤水分。

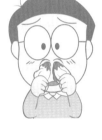

(5)润肤露要润而不腻。润肤露有助于锁住皮肤水分,所以洗澡后还没穿衣服之前便要立即涂润肤露,除了身体上皮脂分泌量较多的胸部和背部外,其他部分最好都涂上。

35

鼻出血

一、疾病概述

冬季空气干燥，导致呼吸道、鼻腔黏膜都干燥，鼻子里血管丰富，而且表浅曲折；鼻腔是呼吸道的门户，容易受病菌，不良的物理化学因子以及外伤的侵袭；再加上秋冬天气干燥多风，鼻黏膜分泌的黏液挥发较快，鼻腔容易干涩发痒，易诱使人挖鼻。一旦挖伤毛细血管，导致鼻黏膜血管破裂，就会流鼻血。

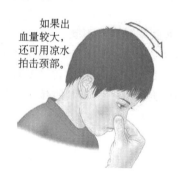

如果出血量较大，还可用凉水拍击颈部。

流鼻血初期，可以考虑自行止血。正确的方法是，微微低下头，让鼻血从鼻孔里流出，然后用大拇指和食指捏紧鼻翼出血部位 5～10 分钟，至鼻子基本没有出血为止。还可以冷敷，降低局部温度引起血管收缩，达到止血效果。但无论是鼻中隔前端还是鼻腔后端出血,如果每天出血达到2～3次,就需要到医院检查出血点,实施局部填塞或双极电凝的方法进行止血,避免造成大出血。

二、护理指导

（1）涂油。可在鼻腔干燥时用石蜡油、甘油滴鼻,或者用棉团蘸净水擦拭鼻腔,也可以涂些油膏以保护黏膜,如金霉素眼膏、红霉素眼膏、新霉素油膏等。

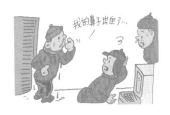

（2）注意饮食。切勿多吃煎炸及肥腻食品,应多吃新鲜蔬菜和水果,并注意多喝水或清凉饮料,补充水分,必要时可服用适量维生素 C、维生素 B_2。

（3）预防感冒和其他呼吸道疾病感冒。鼻窦炎,扁桃体炎等病都会导致鼻黏膜血管充血肿胀,甚至造成毛细血管破裂而出血。因此,一旦患上这些疾病,应及时治疗。

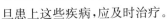

（4）戒除不良习惯。许多鼻出血都是由于某

些不良习惯造成的,最常见的是挖鼻孔造成黏膜和血管损伤而引起出血。定期修剪鼻毛、在干燥的秋天给鼻腔前部涂上油膏,都可以减轻鼻腔不适感,有助于戒除挖鼻的坏习惯。

三、护理小贴士

如果仅仅是擤鼻涕的时候出现少量的血丝,不必担心,这种症状很快就会消失的,平时多饮水多吃水果蔬菜就能够解决这个问题了。如果大量流鼻血,尤其是晚上睡觉的时候莫名其妙流鼻血,那就是上火非常严重的表现。可以采用以下方法进行解决。

（1）吃降火类中成药。例如,牛黄解毒丸等。注意选用不良反应较小的药物,并遵医嘱服用。毕竟冬季上火流鼻血的问题并不严重。

（2）吃降火类水果。梨子、苹果这些常见的水果都具有清热去火的作用。尤其是梨子,配上些许冰糖熬制出的自制冰糖雪梨是冬季降火的不二选择,值得尝试。

（3）控制室内温度不宜过高。冬季室内温度

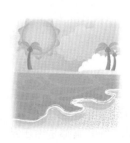

过高的情况也是导致上火流鼻血的原因之一。空调、小太阳等制热工具产生的热量让室内空气变得更干燥。

（4）控制室内相对湿度。冬季空气本来就

干燥,加之室内常常开了多种制暖设备,导致室内空气干燥的情况更加显著。建议室内放置一盆水,留作蒸发用,或是配备一台加湿器也是不错的选择。

（5）老生常谈,多喝水。冬季上火产生的诸多问题几乎都是因为身体缺水而我们本身却察觉不到导致的,因为冬季不出汗就不用多喝水吗？其实不然,冬季更应该保证饮水量。

36

急性会厌炎

一、疾病概述

急性会厌炎又称声门上喉炎或会厌前咽峡炎，是一种特殊的、主要累及喉部声门上区的会厌及其周围组织（包括会厌谷、杓会厌襞等）的急性炎症病变，以会厌高度水肿为主要特征。

二、发病原因

（1）感染。为此病最常见的病因。最常见的致病病原体是乙型流感嗜血杆菌，在免疫力低下的患者中，还可有念珠菌、曲霉菌等真菌的感染。

（2）邻近器官的急性炎症。如急性扁桃体炎、咽炎、口底炎、鼻炎等周围器官的急性炎症可以蔓延而侵及会厌黏膜，引起水肿，也可继发于急性传染病后。

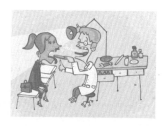

三、临床表现

急性会厌炎起病急骤,病程进展非常迅速,主要症状有剧烈的喉痛、吞咽困难和呼吸困难。

1. 全身症状

轻症者全身症状不明显,重症者多有发热、寒战,体温在 $38\sim39℃$ 之间,少数可高达 $40℃$ 以上。此外,还有头痛、乏力、周身不适、食欲缺乏等症状。查体可见急性病容。儿童及年老患者全身症状多较明显,病情进展迅速。小儿可迅速发生衰竭,表现为精神萎靡、体力衰弱、四肢发冷、面色苍白、脉快而细、血压下降,甚至昏厥、休克。

2. 局部症状

(1)咽喉疼痛。除婴儿不能诉喉痛外,多数患者咽喉疼痛剧烈并进行性加重,伴有明显的吞咽痛。有时因颈部的扭动会引起咽部的剧烈疼痛。

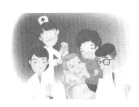

(2)吞咽困难。因剧烈的吞咽痛及会厌的肿胀,严重影响吞咽功能,甚至唾液也难咽下。重症者常饮水呛咳,张口流涎。

轻者自觉咽部异物感。偶见张口困难。

（3）发音含糊。因会厌肿胀，患者多有咽喉阻塞感，语声含糊不清。声带常不受累，很少有声音嘶哑。

3. 呼吸困难

多在发病 24 小时内出现。当会厌高度肿胀，声门变小，黏痰阻塞时，出现吸气性呼吸困难，伴有吸气性喉鸣；重症者呼吸困难出现早，进展迅速，数小时内可以引起窒息。呼吸困难可表现在呼吸时的特殊体位，一般为前倾体位呼吸，小儿可表现为嗅探体位，即身体前倾，头部及鼻伸向前上方，如同闻气味一样。此外，患者比较躁动，不能安静，呼吸节律变浅变快，可出现三凹征，即呼吸时胸骨上窝、锁骨上窝和肋间隙明显向下凹陷。

4. 并发症

（1）局部并发症。会厌脓肿、颈部蜂窝织炎、会厌软骨化生等。

（2）远处并发症。声带肉芽肿、颈部淋巴结炎、坏死性筋膜炎、脑膜炎、肺炎、肺水肿、脓胸、气胸、纵隔气肿、心包炎、化脓性关节炎等。

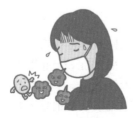

（3）全身并发症。感染中毒性休克：小儿多见。呼吸困难、窒息死亡。

四、护理指导

（1）合理使用抗生素。此病以药物治疗为主，目前认为头孢菌素为首选。

（2）饮食护理。此病咽痛明显，尤其是吞咽时加重，患者往往拒绝进食，应向患者讲明进食的重要性。疼痛剧烈者，可先向咽部喷少许10 ml/L的普鲁卡因表麻后再进食。

（3）食物应选择营养丰富的全流或半流饮食，不可进粗硬及刺激性食物。

（4）口腔护理。由于炎症的影响，口腔机械自洁作用障碍，炎性分泌物排泄到口腔，坏死上皮脱落，食物残渣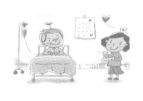滞留及患者咽部疼痛不愿进食等诸多因素致口腔不洁加重，用口炎灵漱口液含漱 6 次/天，既可减轻口腔异味，又可促进伤口愈合。

五、护理小贴士

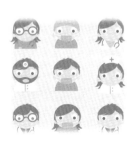

预防急性会厌炎的发生，平时应加强锻炼，增强机体抵抗力。对于会厌邻近器官的急性炎症，要及时治疗，防治感染蔓延。要保持口腔卫生,戒烟酒,少吃辛辣刺激食物。糖尿病患者要注意控制血糖。对儿童,可注射乙型流感嗜血杆菌疫苗,以预防该病原体的感染。在成人则不推荐注射,除非是免疫力低下的特殊人群,如镰状红细胞型贫血、脾切除术后、肿瘤等影响免疫功能的情况。

37

冻疮

一、疾病概述

  冻疮常见于冬季,由于气候寒冷引起的局部皮肤反复红斑、肿胀性损害,严重者可出现水疱、溃疡,病程缓慢,气候转暖后自愈,易复发。医务人员在工作中需要穿着特定的工作服,接触患者前后要进行洗手和手消毒,进行侵入性操作前必须用消毒液消毒患者

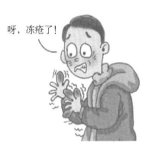

呀,冻疮了!

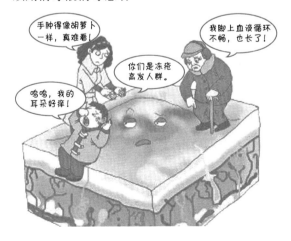

手肿得像胡萝卜一样,真难看!

你们是冻疮高发人群。

我脚上血液循环不畅,也长了!

呜呜,我的耳朵好痒!

皮肤表面。在冬季值班期间,尤其是气温最低的凌晨 2 点至 4 点,工作忙碌时,多次往返于病房和辅助科室,容易忽视自我防护,发生手、脚、头面部冻疮。

二、临床表现

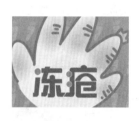

冻疮好发于初冬、早春季节,以儿童、妇女和末梢血液循环不良者多见。这些患者常伴有肢体末端皮肤发凉、肢端发绀、多汗等表现。皮损好发于手指、手背、面部、耳廓、足趾、足缘、足跟等处,常两侧分布。常见损害为局限性淤血性暗紫红色隆起的水肿性红斑,境界不清,边缘呈鲜红色,表面紧张有光泽,质柔软。局部按压可褪色,去压后红色逐渐恢复。严重者可发生水疱,破裂形成糜烂或溃疡,愈后存留色素沉着或萎缩性瘢痕。痒感明显,遇热后加剧,溃烂后疼痛。

三、护理指导

(1)得了冻疮切勿用热水泡。对局部冻伤的急救要领是一点一点地、慢慢地用与体温一样的温水浸泡患部使之升温。如果仅仅是手冻伤,可以把手放在自己的腋下升温。

禁止把患部直接泡入热水中或用火烤患部,这样会使冻伤加重。由于按摩能引起感染,最好

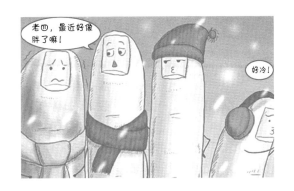

不要做,也不要用毛巾用力按摩,否则会使伤口糜烂,患处不易愈合。用茄子秸或辣椒秸煮水,泡洗容易冻伤的部位,或用生姜涂擦局部皮肤,有预防冻伤的作用。

(2)生冻疮后,不能马上热敷或者按摩冻伤部位,以防加重局部水肿。受冻后1～2小时方可进行热

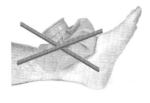

敷,如果局部皮肤没有破损,可以涂抹冻伤膏,或者用泡过辣椒的酒精涂抹等。如果皮肤有破损,则需要尽快用药膏涂抹,防止感染。在冻疮患处涂蛋黄油,效果更佳。

(3)受冻后的耳朵千万别使劲搓。冬季发生耳朵冻伤的情况并不鲜见,但是很多人在处理耳朵冻伤时却采取用毛巾热敷的方法,并不可取。尤其是一些人刚刚从外面寒冷环境中回到室内,一进房间就马上用热毛巾敷耳朵,这样很容易引

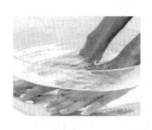

起耳部血管痉挛,因而造成局部的坏死。

(4)体育锻炼法。加强适合自身条件的体育锻炼,如练气功、跳舞、跳绳等活动,或利用每天洗手、脸、脚的间隙,轻轻揉擦皮肤至微热为止,以促进血液循环,消除微循环障碍,达到"流通血脉"的目的。

(5)温差水泡法,取一盆15℃的水和一盆45℃的水,先把手脚浸泡在低温水中5分钟,然后再浸泡于高温水中5分钟,如此每天重复3次,可以锻炼血管的收缩和扩张功能,减少冻疮的发生。

医务工作者健康锦囊

四、护理小贴士

(1)加强锻炼,促进血液循环,提高机体对寒冷的适应能力。

(2)注意防冻、保暖防止潮湿,不穿过紧鞋袜。

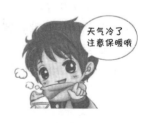

天气冷了注意保暖哦

(3)受冻后不宜立即用热水浸泡或取火烘烤。

(4)伴有其他相关性疾病时应积极治疗。

(5)对反复发作冻疮者,可在入冬前用亚红斑量的紫外线或红外线照射局部皮肤,促进局部血液循环。

38

消化性溃疡

一、疾病概述

消化性溃疡主要指发生于胃和十二指肠的慢性溃疡，是一种多发病、常见病。溃疡的形成有各种因素，其中酸性胃液对黏膜的消化作用是溃疡形成的基本因素，因此得名。酸性胃液接触的任何部位，如食管下段，胃肠吻合术后吻合口、空肠以及具有异位胃黏膜的 Meckel 憩室，绝大多数的溃疡发生于十二指肠和胃，故又称胃、十二指肠溃疡。

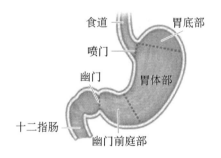

食道　胃底部　贲门　幽门　胃体部　十二指肠　幽门前庭部

二、临床表现

（1）长期性。由于溃疡发生后可自行愈合，但每于愈合后又好复发，故常有上腹疼痛长期反复发作的特点。整个病程平均 6～7 年，有的可长

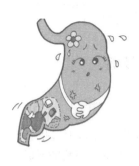

达一二十年，甚至更长。

（2）周期性。上腹疼痛呈反复周期性发作，为此种溃疡的特征之一，尤以十二指肠溃疡更为突出。中上腹疼痛发作可持续几天、几周或更长，继以较长时间的缓解。全年都可发作，但以春、秋季节发作者多见。

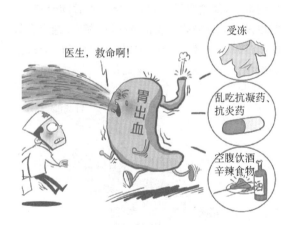

医生，救命啊！

胃出血

受冻

乱吃抗凝药、抗炎药

空腹饮酒辛辣食物

（3）节律性。溃疡疼痛与饮食之间的关系具有明显的相关性和节律性。在一天中，凌晨3点至早餐的一段时间，胃酸分泌最低，故在此

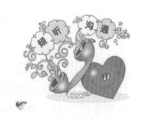

时间内很少发生疼痛。十二指肠溃疡的疼痛好在两餐之间发生,持续不减直至下餐进食或服制酸药物后缓解。一部分十二指肠溃疡患者,由于夜间的胃酸较高,尤其在睡前曾进餐者,可发生半夜疼痛。胃溃疡疼痛的发生较不规则,常在餐后1小时内发生,经1～2小时后逐渐缓解,直至下餐进食后再复出现上述节律。

(4)疼痛部位。十二指肠溃疡的疼痛多出现于中上腹部、脐上方,或在脐上方偏右处;胃溃疡疼痛的位置也多在中上腹,但稍偏高处,或在剑突下和剑突下偏左处。疼痛范围约数厘米直径大小。因为空腔内脏的疼痛在体表上的定位一般不十分确切,所以,疼痛的部位也不一定准确反映溃疡所在解剖位置。疼痛性质多呈钝痛、灼痛或饥饿样痛,一般较轻而能耐受,持续性剧痛提示溃疡穿透或穿孔。

(5)影响因素。疼痛常因精神刺激、过度疲劳、饮食不慎、药物影响、气候变化等因素诱发或加重;可因休息、进食、服制酸药、以手按压疼痛部位、呕吐等方法而减轻或缓解。

四、护理指导

1. 心理护理

精神紧张、情绪激动或过分忧虑,可引起自主神经功能紊乱,不利于食物的消化和溃疡

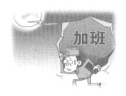

的愈合。护理人员要及时与患者沟通，解除患者的思想顾虑，使患者保持乐观、愉悦的心情，树立战胜疾病的信心，从而减轻患者的心理负担，促进溃疡的愈合。

2. 疼痛护理

消化性溃疡常有长期、反复、周期性发作的上腹部疼痛。对于具有疼痛的患者，要及时了解其疼痛的性质、部位和时间等。积极帮助患者去除加重或诱发疼痛的各种因素，减轻患者的痛苦。

3. 用药指导

（1）抑制胃酸分泌。H_2 受体阻断药如西咪替丁，质子泵抑制剂如奥美拉唑。

（2）保护胃黏膜药物。如硫酸铝。

（3）根除幽门螺杆菌。目前推荐以质子泵抑制剂（PPI）或胶体铋为基础，加上两种抗生素的三药联合治疗方案。

（4）非甾体抗炎药（NSAID）溃疡的治疗和预防。

（5）溃疡复发的预防，有效根除幽门螺杆菌及停用 NSAID。

4. 饮食护理

（1）规律饮食。定时定量，少量多餐，不宜过饱，细嚼慢咽，避免餐间吃零食，睡前不宜进食。

（2）适宜饮食。应以清淡、易消化、富有营养的食物为主,如鸡蛋、豆浆、米粥、馒头、面包、面条、鱼类等。鼓励患者进食正常或高纤维素饮食,蛋白质和脂肪摄入的量要适当控制。

(3)禁忌饮食。应避免摄入粗糙、过冷、过热、油炸、辛辣的食物以及过酸的水果、浓茶、咖啡、各种酒类、牛奶等。

(4)清洁饮食。饮食要注意卫生,不吃变馊、变质的饭菜,吃水果等要清洗干净。

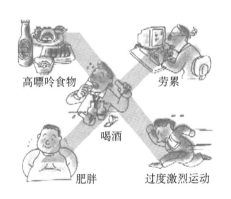

高嘌呤食物　　劳累

喝酒

肥胖　　过度激烈运动

5. 并发症护理

(1)观察患者是否伴呕吐、呕血、便血等症状。

(2)注意观察腹部疼痛的部位、剧烈程度和规律变化,警惕胃穿孔。

(3)如果出现出血、穿孔和幽门梗阻时,应根据各自的护理措施进行急救护理和对症护理,使患者顺利度过危险期。

五、护理小贴士

(1)生活习惯。养成良好的饮食和卫生习惯,戒烟酒,避免进食过快。遵医嘱坚持服药。生活要有规律,适度锻炼,劳逸结合。若出现呕血、黑便等症状时,应立即就诊。

(2)用药小贴士。消化性溃疡的治疗一般需要较长时间,患者必须坚持长期服药,才能达到最佳疗效。护士应遵医嘱给予患者药物,

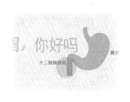

并注意观察疗效和不良反应。做好用药指导,如铋剂宜在三餐前和晚上给药,抗酸药物、抗胆碱能药物及胃动力药物应在餐后1小时或睡前1小时服用,H_2受体拮抗药应在餐中或餐后服用,也可把1天的剂量在睡前服用,抗生素的服药根据药物代谢情况的不同具体执行。避免服用对胃黏膜有损害的药物,减少对胃的不良刺激,如阿司匹林和吲哚美辛(消炎痛)等。

39

病毒性心肌炎

一、疾病概述

病毒性心肌炎是指病毒感染引起的心肌局限性或弥漫性的急性或慢性炎症病变，属于感染性心肌疾病。

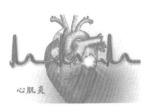

心肌炎

在病毒流行感染期约有 5％的患者发生心肌炎，也可散在发病。临床表现轻重不同。根据典型的前驱感染病史；相应的临床表现；心电图、心肌损伤标志物、超声心动检查显示的心肌损伤证据考虑该诊断，确诊有赖于心内膜心肌活检。目前，无特异性治疗方法，治疗主要针对病毒感染和心肌炎症。大多数患者经适当治疗后痊愈，极

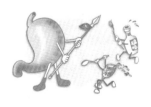

少数患者在急性期因严重心律失常、急性心力衰竭和心源性休克死亡。部分患者可演变为扩张型心肌病。

二、临床表现

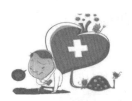

病毒性心肌炎患者临床表现取决于病变的广泛程度和部位，轻者可无症状，重者可出现心力衰竭、心源性休克和猝死。

患者常在发病前 1～3 周有上呼吸道或肠道感染史，表现为发热、全身酸痛、咽痛、倦怠、恶心、呕吐、腹泻等症状，然后出现心悸、胸闷、胸痛或心前区隐痛、头晕、呼吸困难、水肿，甚至发生阿-斯（Adams-Stokes）综合征；极少数患者出现心力衰竭或心源性休克。

三、护理指导

1. 心理护理

应主动热情地与患者沟通，明确阐述病情演变过程与后期结果，避免患者过于焦急。并安排亲友探视，调整患

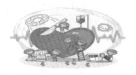

者心态，更加积极乐观地进行治疗。

2. 感染护理

严格遵医嘱使用抗生素进行治疗，并观察感染控制的效果及不良反应。

3. 用药护理

坚持遵医嘱使用抗感染、提高免疫功能、改善心肌代谢的药物。

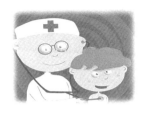

4. 发热护理

如果患者有发热现象,应进行积极地降温处理。例如,温水擦浴等物理降温方法。当患者体温过高时,应遵医嘱对其进行药物降温处理,并实时关注患者基本情况,防止因降温过快而引发虚脱。

5. 饮食护理

患者应进食营养丰富、清淡、易消化的食物,增加机体抵抗力,并执行少食多餐的原则,避免暴饮暴食。忌食辛辣、油炸、腌制、熏烤等食物,不饮咖啡浓茶等刺激性饮料。心力衰竭患者需要进食低盐、低脂食物。加大纤维素食物摄取量,多食用水果、绿色蔬菜补充足够维生素 C,以促进心肌代谢与修复,防止便秘。

6. 并发症护理

密切监测患者脉搏、心率、体温、呼吸、血压等变化,对于出现呼吸困难、脉搏异常、面色苍白、烦躁不安等症状的患者,应立即联系医生处理。

四、护理小贴士

(1)出院后持续休息 3 个月以上,避免过度劳累,适当进行户外运动,增强免疫力。

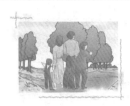

（2）遵医嘱坚持服药，并定期复查。

（3）戒烟、戒酒，保证饮食卫生。

（4）若有胸痛、胸闷、心悸等不适反应出现，要及时复诊。

五、病毒性心肌炎运动方式的选择

（1）散步。散步运动量小，适合刚刚恢复的心肌炎患者，也是最方便、最安全的运动方式。散步可以消除疲劳，减少焦虑、抑郁等不良情绪，调整食欲，增加睡眠，改善心肺功能。散步时应该昂首挺胸，两手摆动，使身体各个部分都得到舒展。步速的快慢可以根据个人的健康状况而定，以不感到疲劳为度。进行散步运动时，可以自己平时走路的速度为起点，逐渐提高速度，加大步速，延长行走的时间和距离。每天至少 2 次每次维持在 20～30 分钟为宜。

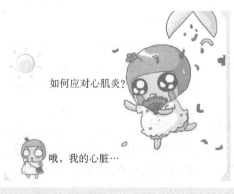

如何应对心肌炎？

哦，我的心脏……

（2）慢跑。慢跑也是一种简单易行、效果较佳的运动方式，但是慢跑对于大部分心肌炎患者来说仍然是一种较为剧烈的运动方式。进行慢跑运动之前，应该请专科医生认真评估病情。可以在快走的基础上进行尝试性的慢跑，也可以由散步逐渐过渡。

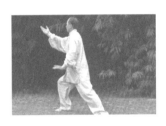

（3）骑自行车。骑自行车是一种目前比较流行的有氧运动方式，身体情况允许的心肌炎患者可以在家人或者康复医师的陪同下进行该项锻炼，选择空气清新的环境进行有氧运动，对于心肌炎患者的康复很有意义。

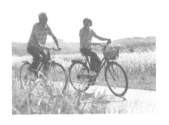

（4）太极拳或者气功。中医学养生一直是备受关注的领域。很多中医学的康复训练方法确

实有利于慢病患者的身心康复。比如，近几年走出国门，深受国外朋友喜爱的太极拳和气功，以柔和的动作、稳定的节奏、有氧运动的方式训练患者全身的骨骼和肌肉，也起到愉悦心情、消除不良情绪的作用。

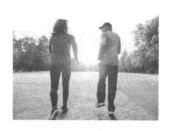

||| **40** |||

心绞痛

一、疾病概述

心绞痛（angina pectoris）是冠状动脉供血不足，心肌急剧的暂时缺血与缺氧所引起的以发作性胸痛

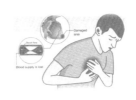

或胸部不适为主要表现的临床综合征。

心绞痛是心脏缺血反射到身体表面所感觉的疼痛，特点为前胸阵发性、压榨性疼痛，可伴有其他症状。疼痛主要位于胸骨后部，可放射至心前区与左上肢。劳动或情绪激动时常发生，每次发作持续 3～5 分钟，可数日一次，也可一日数次。休息或用硝酸酯类制剂后消失。本病多见于男

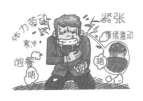

性，多数 40 岁以上，劳累、情绪激动、饱食、受寒、阴雨天气、急性循环衰竭等为常见诱因。

二、临床表现

多表现为闷痛、压榨性疼痛或胸骨后、咽喉部紧缩感，有些患者仅有胸闷，可分为典型性心

绞痛和不典型性心绞痛。

1. 典型心绞痛症状

突然发生的位于胸骨体上段或中段之后的压榨性、闷胀性或窒息性疼痛,亦可能波及大部分心前区,可放射至左肩、左上肢前内侧,达无名指和小指,偶可伴有濒死感,往往迫使患者立即

停止活动,重者还有出汗。疼痛历时 1～5 分钟,很少超过 15 分钟;休息或含服硝酸甘油,疼痛在 1～2 分钟内(很少超过 5 分钟)消失。常在劳累、情绪激动(发怒、焦急、过度兴奋)、受寒、饱食、吸烟时发生,贫血、心动过速或休克亦可诱发。

2. 不典型心绞痛症状

疼痛可位于胸骨下段、左心前区或上腹部,放射至颈、下颌、左肩胛部或右前胸,疼痛可很快消失或仅有左前胸不适、发闷感,常见于老年患者或者糖尿病患者。

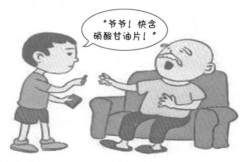

"爷爷!快含硝酸甘油片!"

三、护理指导

1. 心理护理

心绞痛患者的生活、工作及社交均会受到很大影响，而且病症反复发作，患者常出现焦虑、恐惧等情绪，从而加重病情，导致恶性循环。因此，医护人员要耐心地与患者进行沟通和交流，向患者讲解心绞痛的常识、危险因素及预防方法，科学指导患者正确对待疾病，避免劳累，调节紧张情绪，树立战胜疾病的信心。同时，患者在心理状态方面要保持开朗乐观。

2. 疼痛护理

当心绞痛发作时，评估疼痛的部位、性质、程度、持续时间，让患者立即停止活动就地休 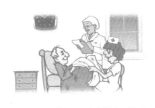 息。若休息 5 分钟后，疼痛未缓解，监测患者血压，遵医嘱给予患者硝酸甘油舌下含服，如服药后 3～5 分钟仍不能缓解可重复使用，每隔 5 分钟 1 次，连续 3 次仍未缓解应考虑急性冠状动脉综合征（ACS），应及时报告医生。若疼痛仍不能缓解或伴有心前区压榨性疼痛，必要时遵医嘱静脉给予患者镇静药物。

3. 用药护理

护理人员要充分了解患者的并发症情况和用药禁忌情况，并叮嘱患者要遵医嘱服药，不可擅自增减药物、停药、换药。用药后如有不良反应发生,应立即就诊。患者要随时备好急救药物,以备不时之需。

4. 饮食护理

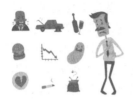

（1）心绞痛患者应少食多餐、定时定量,每天进餐 3～5 次,每餐控制在 6～7 成饱,严禁暴饮、暴食。

（2）多吃蔬菜、水果等富含维生素和食物纤维的食物。

（3）不吃油炸、辛辣等刺激性食物,减少盐分的摄入。

（4）适当增加饮水量,降低血液的黏稠度。

（5）对于肥胖患者,应多食用植物蛋白,控制体重。

（6）忌烈性酒,忌浓茶、咖啡等刺激性饮料。

四、护理小贴士

1. 休息和活动

心绞痛发作时应立即休息,不稳定型心绞痛者,应卧床休息。缓解期应根据患者的活动能力制定合理的活动计划,以提高患者的活动耐力,最大活动量以不发生心绞痛症状为度。但应避免竞赛活动和屏气用力动作,并防止精神过度紧张和长时间工作。

2. 饮食小贴士

给予低盐、低脂、低胆固醇、易消化饮食,增加

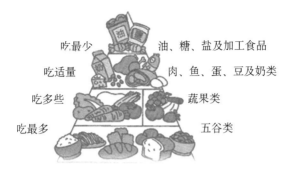

吃最少　　　　油、糖、盐及加工食品

吃适量　　　　肉、鱼、蛋、豆及奶类

吃多些　　　　蔬果类

吃最多　　　　五谷类

饮食中新鲜蔬菜、水果的比例,少量多餐,不宜过饱。忌浓茶、咖啡及辛辣刺激性食物。

3. 保持大便通畅

由于便秘时患者用力排便可增加心肌耗氧量,诱发心绞痛。因此,应指导患者保持大便通畅,防止发生便秘。

4. 降血压

心绞痛患者应学会监测血压,发现血压升高时,应在医生的指导下服用降压药物。

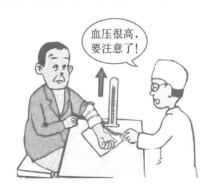

41

急性心肌梗死

一、疾病概述

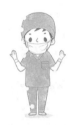

什么是心肌梗死？

急性心肌梗死多发生在冠状动脉粥样硬化狭窄基础上。由于某些诱因致使冠状动脉粥样斑块破裂，血中的血小板在破裂的斑块表面聚集，形成血块（血栓），突然阻塞冠状动脉管腔，导致心肌缺血坏死。另外，心肌耗氧量剧烈增加或冠状动脉痉挛也可诱发急性心肌梗死。

急性心肌梗死是冠状动脉急性、持续性缺血缺氧所引起的心肌坏死。临床上，多有剧烈而持久的胸骨后疼痛，休息及硝

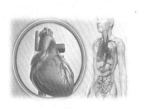

酸酯类药物不能完全缓解，伴有血清心肌酶活性增高及进行性心电图变化，可并发心律失常、休克或心力衰竭，常可危及生命。

二、临床表现

约半数以上的急性心肌梗死患者，在起病前

1～2天或1～2周有前驱症状,最常见的是原有的心绞痛加重,发作时间延长,或对硝酸甘油效果变差;或继往无心绞痛者,突然出现长时间心绞痛。

典型的心肌梗死症状包括:突然发作剧烈而持久的胸骨后或心前区压榨性疼痛。休息和含服硝酸甘油不能缓解,常伴有烦躁不安、出汗、恐惧或濒死感。少数患者无疼痛。一开始即表现为休克或急性心力衰竭。

部分患者疼痛位于上腹部,可能误诊为胃穿孔、急性胰腺炎等急腹症;少数患者表现颈部、下颌、咽部及牙齿疼痛,易误诊。

(1) 神志障碍:可见于高龄患者。

(2) 全身症状:难以形容的不适、发热。

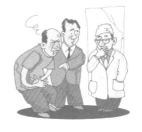

(3) 胃肠道症状:表现恶心、呕吐、腹胀等,下壁心肌梗死患者更常见。

(4) 心律失常:见于 75%～95% 患者,发生在起病的 1～2 周内,以 24 小时内多见,前壁心肌梗死易发生室性心律失常,下壁心肌梗死易发生心率减慢、房室传导阻滞。

(5) 心力衰竭:主要是急性左心衰竭,在起病的最初几小时内易发生,也可在发病数天后发生,表现为呼吸困难、咳嗽、发绀、烦躁等症状。

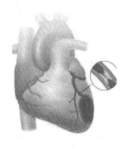

（6）低血压、休克：急性心肌梗死时由于剧烈疼痛、恶心、呕吐、出汗、血容量不足、心律失常等可引起低血压，大面积心肌梗死（梗死面积>40%）时心输出量急剧减少，可引起心源性休克，收缩压<80 mmHg，面色苍白，皮肤湿冷，烦躁不安或神志淡漠，心率增快，尿量减少（<20 ml/h）。

三、护理指导

1. 心理治疗

平时患者精神上要保持舒畅愉快，应消除紧张恐惧心情，注意控制自己的情绪，不要激动。并避免过度劳累及受凉感冒等。因

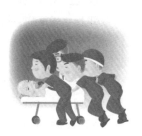

这些因素都可诱发心绞痛和心肌梗死。

2. 急性期需绝对卧床休息

卧床期间应加强护理。进食、洗漱、大小便均要给予协助，尽量避免患者增加劳力。以后可按病情逐渐增加活动量。休养环境应安静、舒适、整洁、室温合适。

3. 避免肢体血栓形成及便秘

对于卧床时间较长的患者应定期作肢体被动活动，避免肢体血栓形成。由于卧床及环境、排

便方式的改变,容易引起便秘。要提醒患者排便忌用力过度,因排便用力可增加心脏负荷,加重心肌缺氧而危及生命,可给些轻泻剂或开塞露通便,便前可给予口含硝酸甘油片或硝酸异山梨醇酯等。

4. 饮食宜清淡

要吃易消化、产气少,含适量维生素的食物如青菜、水果和豆制品等,每天保持必需的热量和营养,少食多餐,避免因过饱而加重心脏负

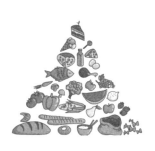

担,忌烟、酒。少吃含胆固醇高的食物,如动物内脏、肥肉和巧克力等,有心功能不全和高血压者应限制钠盐的摄入,同时正确记录出入水量。

5. 急救护理

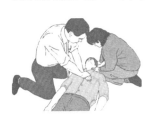

心绞痛和心肌梗死一旦发生,首先让患者安静平卧或坐着休息,不要再走动,更不要慌忙搬动患者。

如舌下含硝酸甘油片不见效而痛未减轻时,应观察患者脉搏是否规律,若有出冷汗、面色苍白和烦躁不安加重的情况,应安慰患者使之镇静,去枕平卧,有血压表的可以测量血压。然后可请卫生站或地段医院医师出诊,初步处理平稳后再转

送医院治疗。如患者发生心脏突然停跳,可在其胸骨下段用拳头叩击,进行胸外挤压及人工呼吸。

6. 警惕不典型的发病表现

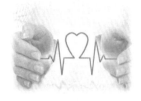

有时心绞痛或心肌梗死的症状很不典型,如有的患者可出现反射性牙痛,也有的心肌梗死先发生胃痛。遇到这种情况,务必提高警惕,凡有冠心病病史的患者,均不可忽视,应尽早就医诊治。在病情平稳恢复期要防止患者过度兴奋,使其保持稳定的情绪,适量的体力活动,以预防病情的反复。

四、护理小贴士

1. 心肌梗死后必须做好二级预防,预防心肌梗死再发。

患者应采用合理膳食(低脂肪、低胆固醇饮食),戒烟,限酒,适度运动,心态平衡。坚持服用抗血小板药物(如阿司匹林)、β受体阻滞剂,他汀类调脂药及血管紧张素转换酶抑制剂(ACEI)制剂,控制高血压及糖尿病等危险因素,定期复查。

2. 心梗相关知识科普

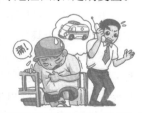

对公众及冠心病患者应普及有关心肌梗死知识,预防心肌梗

死发生,万一发生能早期诊断,及时治疗。除上述二级预防所述各项内容外,在日常生活中还要注意以下几点。

(1)避免过度劳累,尤其避免搬抬过重的物品。在老年冠心病患者可能诱发心肌梗死。冠心病患者日常生活中各种保护措施非常重要,同时还要懂得和识别心肌梗死的先兆症状并给予及时处理。

(2)放松精神。精神放松,愉快生活,保持心境平和,对任何事物要能泰然处之,加强个人修养,正确对待生活、工作中的矛盾。参加适当的体育活动,但应避免竞争激烈的比赛,即使比赛也应以锻炼身体,增加乐趣为目的,不以输赢论高低。

(3)洗澡注意事项。不要在饱餐或饥饿的情况下洗澡,洗澡水温最好与体温相当,水温太高可使皮肤血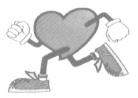管明显扩张,大量血液流向体表,可能造成心、脑缺血。洗澡时间不宜过长,冠心病较严重的患者应在他人帮助下进行洗澡。

(4)当心气候变化。持续低温、大风、阴雨是急性心肌梗死的诱因之一,在严寒或强冷空气影响下,冠状动脉可发生痉挛而诱发急性心肌梗死。所以每遇气候恶劣时,冠心病患者要注意保暖或适当防护,或适当加服扩冠脉药物进行保护。

（5）懂得和识别心肌梗死的先兆症状，并给予及时处理。心肌梗死患者约 70% 有先兆症状，主要表现如下。①既往无心绞痛的患者突然发生心绞痛，或原有心绞痛的患者发作突然明显加重，或无诱因自发发作；②心绞痛性质较以往发生改变、时间延长，使用硝酸甘油不易缓解；③疼痛伴有恶心、呕吐、大汗或明显心动过缓或过速；④心绞痛发作时伴气短、呼吸困难；⑤冠心病患者或老年人突然出现不明原因的心律失常、心力衰竭、休克或晕厥等情况时都应想到心肌梗死的可能性。

上述症状一旦发生，必须认真对待，患者首先应卧床，保持安静，避免精神过度紧张；舌下含服硝酸甘油或喷雾吸入硝酸甘油，若不缓解，5 分钟后可再含服一片。心绞痛缓解后去医院就诊。若胸痛 20 分钟不缓解或严重胸痛伴恶心、呕吐、呼吸困难、晕厥，应呼叫救护车送往医院。

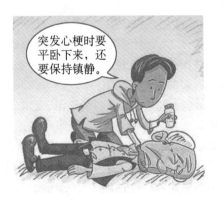

42

慢性支气管炎

一、疾病概述

慢性支气管炎是气管、支气管黏膜及周围组织的慢性非特异性炎症。临床以咳嗽、咳痰为主要症状，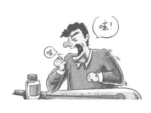每年发病持续 3 个月，连续 2 年或以上。需要进一步排除具有咳嗽、咳痰、喘息症状的其他疾病（如肺结核、尘肺、肺脓肿、心脏病、心功能不全、支气管扩张、支气管哮喘、慢性鼻咽炎、食管反流综合征等疾患）。

二、临床表现

缓慢起病，病程长，反复急性发作而病情加重。主要症状为咳嗽、咳痰，或伴有喘息。急性加重系指咳嗽、咳痰、喘息等症状突然加重。急性加重的主要原因是呼吸道感染，病原体可以是病毒、细菌、支原体和衣原体等。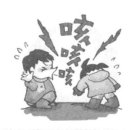

（1）咳嗽。一般晨间咳嗽为主，睡眠时有阵咳或排痰。

（2）咳痰。一般为白色黏液和浆液泡沫性，偶可带血。清晨排痰较多，起床后或体位变动可刺激排痰。

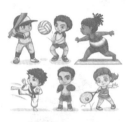

（3）喘息或气急。喘息明显者常称为喘息性支气管炎，部分可能合伴支气管哮喘。若伴肺气肿时可表现为劳动或活动后气急。早期多无异常体征。急性发作期可在背部或双肺底听到干、湿啰音，咳嗽后可减少或消失。如合并哮喘可闻及广泛哮鸣音并伴呼气期延长。

三、护理指导

（1）发热、气促、剧咳者，嘱其适当卧床休息。吸烟患者戒烟，避免烟尘和有害气体。

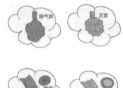
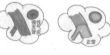

（2）冬天外出戴口罩和围巾，预防冷空气刺激及伤风感冒。

（3）帮助痰多而咯痰不畅的患者排痰。鼓励患者咳嗽，护理者轻轻拍其胸部、背部，使痰液移动；劝患者多饮开水，以使痰液稀释；雾化吸入可使气管内分泌物湿化，易于咯出。家庭中简易雾化装置可用一保温杯盛满热水，杯口处倒置一漏斗，让热蒸汽从漏斗底部小漏管里逸出，患者徐徐吸入,但要注意防止烫伤。

（4）参加力所能及的体育锻炼,以增强机体免疫力和主动咳痰排出的能力。

（5）长期大量咯痰者蛋白质消耗较多,宜给予高蛋白、高热量、多维生素、易消化饮食品店,要控制食盐,避免刺激性食品。

（6）如发现有明显气促、发绀,甚至出现嗜睡现象,应考虑病情有变,要迅速至医院就诊。

四、护理小贴士

1. 饮食小贴士

（1）应做到“三要三不要。”“三要”：①要以丰富的蛋白质,以鱼、禽、蛋、瘦肉等优质蛋白为主;②要补充足够的维生素,特别是维生素 A 和维生素 C;③要多喝水,使痰液稀释易排出。“三不要”：①不要进食奶制品,防止使痰液黏稠而难以排出,加重感染;②不要吃过冷、过热或生硬的食物;③不要饮用咖啡、茶和可口可乐等饮料,避免引起胃肠道不适。

（2）多吃些清肺润肺的水果（如梨、西瓜、枇杷）,少吃辛辣刺激的食物,因为肺热、肺燥痰就会多,可伤及肺阴,对慢性支气管炎的恢复不利,故应禁食辣椒、咖喱、胡椒、羊肉、狗肉、大葱、白酒等。还应少吃胀气或难消化的食物,如豆类、芋艿、山芋等,避免腹胀压迫胸腔而加重呼吸困难。

2. 环境小贴士

（1）患者居住的室内要经常开窗,保持空气流通、干燥。屋内摆设要尽量简化，以减少积尘，消除螨滋生之地。

（2）室内勿铺地毯，用吸尘器和湿布打扫室内，以免尘土飞扬。

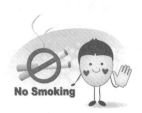

（3）室内不要吸烟，不要养猫、狗、鸟等动物，不要养花，因有的花粉可致敏，诱发支气管炎。

（4）床单、被褥、衣物要勤于更换、清洗，尽量把过敏原清洗除去，不用丝织品和毛皮做卧具。

3. 心理指导

患者精神紧张、心理压力大、情绪易激动都有可能诱发此疾病，所以患者应保持稳定、舒畅的心情，正确对待自己的疾病，正确对待生活中的挫折和不愉快，以免加重病情。

4. 进行耐寒的锻炼

知道寒冷容易引发感冒，而感冒也是诱发支气管炎的因素之一，支气管炎患者的耐寒锻炼应从夏季就开始，当然需量力而行。

5. 加强呼吸运动，积极预防并发症

呼吸锻炼也是一种值得推荐的运动方式。医学研究显示，只要坚持呼吸锻炼，大多数患者可长期保持较为正常的呼吸功能，发展成肺气肿或肺原性心脏病的可能性大大减少。

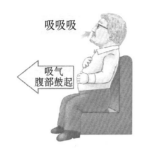
吸吸吸

吸气
腹部鼓起

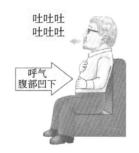
吐吐吐
吐吐吐

呼气
腹部凹下

6. 主动咳嗽，改善呼吸道清除能力

慢性支气管炎患者呼吸道自我清除痰液的能力减弱，这是引起炎症反复发生的重要原因。主动咳嗽是良策，患者应于每天早晚选择一处空气清新之地做深呼吸。深吸气时双臂慢慢抬起，呼气时突然咳嗽，同时放下双臂，咳出痰液。如此反复做 10 次，每次深呼吸之后做几次正常呼吸。

43

抑郁

一、疾病概述

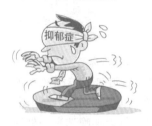

抑郁（depression）又称抑郁障碍，以显著而持久的心境低落为主要临床特征，是心境障碍的主要类型。我国抑郁症患病率为 3%～5%，现在仍然呈上升趋势。但我国对抑郁症的医疗防治还处在识别率低的局面，地级市以上的医院对其识别率不足 20%，只有不到 10%的患者接受了相关的药物治疗；对抑郁症的科普、防范、治疗工作亟待重视，抑郁症防治已被列入全国精神卫生工作重点。

国外学者曾对毕业 1 年的医生进行跟踪调查发现，用 CESDS 量表对这些医生每月测试 1 次，连续追踪 3 年，搜集了大量资料，结果发现毕业第一年的第 3～6 个月，超过 38%的人符合抑郁诊断标准；毕业一年后 29%的人处于抑郁状态，而毕业 2 年和 3 年出现此状况的比例依次为 22%和 10%。由此可以发现，医生中抑郁的发生率普遍高于我国抑郁症发病水平，在低年资医生中尤为多见。

二、临床表现

1. 心境低落

主要表现为显著而持久的情感低落,抑郁悲观。典型的抑郁心境有晨重夜轻的节律变化。在心境低落的基础上,还会出现自我评价降低,常伴有自责自罪,有的甚至出现幻觉和妄想症。

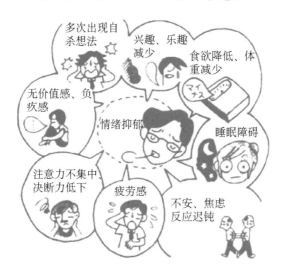

多次出现自杀想法

兴趣、乐趣减少

食欲降低、体重减少

无价值感、负疚感

情绪抑郁

睡眠障碍

注意力不集中、决断力低下

疲劳感

不安、焦虑反应迟钝

2. 思维迟缓

抑郁症者思维联想速度缓慢,反应迟钝,思路闭塞,自觉"脑子好像是生了锈的机器""脑子像涂了一层糨糊一样"。

3. 意志活动减退

意志活动呈显著持久的抑制,表现行为缓慢,生活被动、疏懒,不想做事,不愿和周围人接触交往，常独坐一旁，或整日卧床，闭门独居、疏远亲友、回避社交。严重时连吃、喝等生理需要和个人卫生都不顾，蓬头垢面、不修边幅，甚至发展为"抑郁性木僵"。消极悲观地认为"结束自己的生命是一种解脱""自己活在世上是多余的人"，并会使自杀企图发展成自杀行为。这是抑郁症最危险的症状。

4. 认知功能损害

研究认为抑郁症患者存在认知功能损害。主要表现为近事记忆力下降、注意力障碍、反应时间延长、警觉性增高、抽象思维能力差、学习困难、语言流畅性差、空间知觉、眼手协调及思维灵活性等能力减退。

5. 躯体症状

主要有睡眠障碍、乏力、食欲缺乏、体重下降、便秘、身体任何部位的疼痛、性欲减退、阳痿、闭经等。睡眠障碍主要表现为早醒，一般比平时早醒2~3小时，醒后不能再入睡，这对抑郁发作具有特征性意义。有的表现为入睡困难，睡眠不深；少数患者表现为睡眠过多。

三、疾病治疗

1. 药物治疗

药物治疗是中度以上抑郁发作的主要治疗措施。目前临床上一线的抗抑郁药主要包括选择性 5-羟色胺再摄取抑制剂（SSRI，代表药物氟西汀、帕罗西汀、舍曲林、氟伏沙明、西酞普兰和艾司西酞普兰）。

2. 心理治疗

对有明显心理社
会因素作用的抑郁发
作患者，在药物治疗
的同时常需合并心理
治疗。常用的心理治

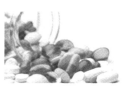

疗方法包括支持性心理治疗、认知行为治疗、人
际治疗、婚姻和家庭治疗、精神动力学治疗等，其
中认知行为治疗对抑郁发作的疗效已经得到大
量临床研究的验证。

3. 物理治疗

近年来出现了一种新的物理治疗手段——
重复经颅磁刺激（rTMS）治疗，主要适用于轻中
度的抑郁发作。

4. 防止复发

75％～80％的患者抑郁会多次复发，发作
3次以上应长期治疗，甚至终身服药。维持治疗
药物的剂量多数学者认为应与治疗剂量相同，还
应定期门诊随访观察。经治疗已有明显成效的
患者，应该避免再次接触压力原，进行应对能力
训练，不断提高压力应对能力，并积极创造良好
的环境，以防复发。

四、预防小贴士

国外学者认为，预防年轻医生患抑郁症的方
法主要有以下几点。

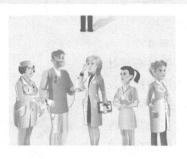

（1）合理安排值班表和人员配置，以老带新的方法，减轻年轻医生因为业务不熟悉而产生的不良心理，年轻医生大多都要值夜班，保证他们的睡眠非常重要。人性化管理，保证后勤服务，开设 24 小时的餐厅服务等，保证夜班医生值班期间的生活质量。

（2）为青年医生增加继续教育机会，培养青年医生的医疗技能和医疗服务水平。

（3）实施心理层面的健康促进，令年轻医生有机会完善个性。鼓励医生之间互相学习，定期开展青年医生沙龙，讨论"疑难病例的处置""怎样应对难于相处的患者"等临床常见问题。

（4）开设时间和压力管理相关学习班，让青年医生学习积极应对，选择具有现实意义的研讨题目，如"切合实际期待""情绪反应"等。

（5）设立专业的心理咨询师岗位，由精神卫生机构专业医师提供具有保密性的面向所有医生的咨询服务，确保医生们都有倾诉烦恼的机会。

（6）建立专门监督、执行制度，保证上述策略实施;如条件成熟应设专门机构在管理方面进一步协助医生的工作。

（7）预防还可以体现在日后的医学教育中：适当增加人文学科比重，在医学生心理健康教育中增加应对压力和情绪管理的内容，在医生岗前培训中采取团队训练的方式等提高其综合能力和团队意识。

||44||

焦虑症

一、疾病概述

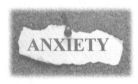

焦虑症，又称为焦虑性神经症，是个体对即将到来的、可能会对自身造成压力和威胁的负性事件所产生的紧张不安、担心忧虑等不愉快的情绪状态，是神经症这一大类疾病中最常见的一种，以焦虑情绪体验为主要特征。可分为慢性焦虑，和急性焦虑，即惊恐发作（panic attack）两种形式。

医生是医疗行为的主体，是人民健康的守护者，伴随着医疗体制深入改革、就诊人数增加、医学人才高学历化、医患关

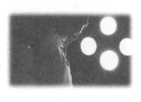

系日益紧张和超负荷工作等问题，医生也面临着前所未有的压力。随着社会对人类心理健康的关注不断提升，医护人员的心理问题也备受重视。有研究报道医务工作者可能是焦虑症的易感人群，尤其是从事外科医疗工作的医生，有些手术要求连续工作数十小时，手术精确到毫厘，

不得有任何偏差失误，这些对于外科医生来说，不仅仅是体力上，更是心理上的挑战，因此，他们要花费更多的时间和精力来钻研技术，提高自己的专业技能。

二、常见病因

医生群体中焦虑症高发的原因可能体现在以下几个方面。

1. 职业特征

临床医生作为特殊的职业群体，面对的是患者的生命和健康，担负着救死扶伤的重任，经常需要面对重症抢救、生离死别和传染威胁等突发医疗事件。这些因素都决定了临床医生工作量大、工作烦琐且工作时间不稳定等职业特性

2. 职业压力

医生所承受的工作压力也远远高于一般职业人群。因此，常常处于应激、紧张、压力状态下的他们，也更容易产生烦躁、易怒、挫败、不安等负面情绪，进而导致焦虑、抑郁症状的产生

3. 人格特征

外科医生的人格相对内科医生而言，表现出亲和力低、同情心低、冷漠等特点。不仅如此，由于外科医生每天面对急危重症的患者较多，抢救频繁，不可预见及危急情况较多等原因，使得他们容易出现焦虑、抑郁等负性情绪。内科收治的患者以慢性病为主，患者住院时间相对较长，内科医生在朝夕相处中理解和感知患者的感受，不

断与患者及其家属沟通,利用这些信息来管理自己的情绪,应对已经习惯的职业环境,可能会更加冷静、理性地处理问题。

4. 其他原因

回归分析显示,婚姻状况、睡眠障碍、周工作时间、工作自主性差等均是焦虑的危险因素。

三、临床表现

1. 慢性焦虑(广泛性焦虑)

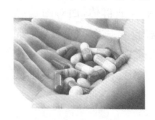

(1)情绪症状。在没有明显诱因的情况下,出现与现实情境不符的过分担心、紧张害怕,这种紧张害怕常常没有明确的对象和内容。感觉自己一直处于一种紧张不安、提心吊胆,恐惧、害怕、忧虑的内心体验中。

(2)自主神经症状。头晕、胸闷、心慌、呼吸急促、口干、尿频、尿急、出汗、震颤等躯体方面的症状。

(3)运动性不安。坐立不安,坐卧不宁,烦躁,很难静下心来。

2. 急性焦虑(惊恐发作)

(1)濒死感或失控感。在正常的日常生活中,焦虑症患者几乎跟正常人一样。而一旦发作时(有的有特定触发情境,如封闭空间等),突然出现极度恐惧的心理,体验到濒死感或失控感。

（2）自主神经系统症状同时出现。如胸闷、心慌、呼吸困难、出汗、全身发抖等。

（3）一般持续几分钟到数小时。发作开始突然，发作时意识清楚。

（4）极易误诊。发作时容易被误认为是心内科的疾病。尽管患者看上去症状很重，但是相关检查结果大多正常，因此往往诊断不明确。

四、预防与治疗

1. 治疗

1）药物治疗

（1）根据病情、身体情况、经济情况等因素综合考虑。一般建议服药1～2年。停药及加量请咨询专业精神科医生，不可自行调整药物治疗方案。在服药期间，注意和精神科医生保持联系，出现不良反应或其他问题及时解决。因为个体的差异性，服药前必须咨询专业人员，切不可自行用药，常规用药方案有：

（2）苯二氮䓬类药物（又称为安定类药物）。优点：见效快，多在30～60分钟内起效；抗焦虑效果肯定；价格较便宜。缺点效果持续时间短，不适合长期大量使用；有可能产生依赖。常用药物：劳拉西泮（罗拉）、阿普唑仑，一天2～3次。属于短中效的安定类药物，抗焦虑效果好，镇静作用相对弱，对白天工作的影响较小。

（3）广泛性焦虑。常用治疗药物是帕罗西汀（赛乐特）、艾司西酞普兰（来士普）、文拉法辛（博乐欣、怡诺思)、黛力新等。

（4）惊恐发作。常用治疗药物是帕罗西汀（赛乐特）、艾司西酞普兰、氯米帕明等。

（5）长短效药物合用。这类药物抗焦虑效果肯定，可从根本上改善焦虑，无成瘾性，适合长期服用，但抗焦虑效果见效慢，2～3周后起效，常常需要同时短期合用安定类药物，价格偏贵。

2）心理治疗

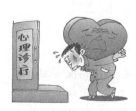

心理治疗是指临床专业精神科医师通过言语或非言语沟通，建立起良好的医患关系，应用有关心理学和医学的专业知识，引导和帮助焦虑症患者改变行为习惯、认知应对方式等。药物治疗是治标，心理治疗是治本，两者缺一不可。还有适合焦虑症患者的心理治疗生物反馈治疗、放松治疗等。

五、护理小贴士

（1）医院管理者的重视。关注临床医生的心理健康状况，缓解其心理压力，减轻其焦虑、抑郁症状，并提升其心身健康水平，应该成为每位医院管理者和心理工作者工作中的重中之重。

（2）选择正确的防御方式。在面对各种焦虑与压力时，运用幽默、升华等成熟的防御方式可使个体更有效地缓解负性情绪，减轻压力，从而顺利摆脱困境，避免精神障碍的产生。而若使用抱怨、幻想、退缩、回避等不成熟防御方式和中间型防御方式，则无法有效排解内心苦闷，甚至还可能加重心理痛苦，导致精神崩溃。

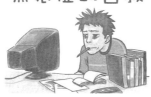

焦虑症的自救

（3）发挥科普的力量。在对临床医生的心理健康进行干预时，应充分考虑到防御方式的作用，定期针对临床医生中存在焦虑、抑郁的高危人群开展普及防御方式知识的健康教育讲座，并适当进行防御方式培训活动，进行防御方式的训练，提高医务人员应对工作压力和负性情绪的能力，从而减少其焦虑、抑郁症状的发生。

（4）心理疏导。在医疗机构中设置专业的心理辅导人员，或者由德高望重、品行端正的临床医生承担，他们更加能够理解医生的压力原和工作环境。刚参加工作和学历较低医护人员的抑郁发生率较高。因此，有必要针对该群体不定期地实施心理疏导，除了关注他们的工作和学习之外，也不能忽视婚姻状况、家庭关系、经济条件等对心理活动和应对方式的影响。

（5）自我测评。医务人员在每日工作结束，

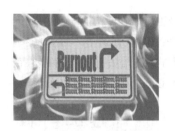

尤其是自我感觉工作压力大,情绪状态不稳定时,可以使用目前临床常用的简易焦虑测评量表进行自我测评,如焦虑自评量表(self-rating anxiety scale, SAS)。此量表共 20 个项目,主要评定依据为项目所定义的症状出现的频度,按过去 7 天内出现相应情况或感觉的频率进行评定:没有或很少时间、少部分时间、相当多时间,绝大部分或全部时间。把 20 个题的得分相加为粗分,粗分乘以 1.25,四舍五入取整数,即得到标准分。焦虑评定的分界值为 50 分,分数越高,焦虑倾向越明显。当连续多次自我测评数值居高不下时,建议寻找专业的精神科医生寻求帮助。

45

职业倦怠

一、疾病概述

职业倦怠(burnout)又称职业枯竭症,指个体在工作重压下产生的身心疲劳与耗竭的状态。最早由 Freudenberger 于 1974 年提出。他认为职业倦怠是一种最容易在助人行业中出现的情绪性耗竭的症状。一个人长期从事某种职业,在日复一日重复机械的作业中,渐渐会产生一种疲惫、困乏,甚至厌倦的心理,在工作中难以提起兴致,打不起精神,只是依仗着一种惯性来工作。因此,加拿大著名心理大师克丽丝汀·马斯勒将职业倦怠症患者称之为"企业睡人"。

职业倦怠已经是大家公认的职业危害,尤其是在医疗行业。据调查,人们产生职业倦怠的时间越来越短,有的人甚至工作半年到八个月就开始厌倦工作。

二、常见病因

(1) 深化医疗卫生改革。医改是促进我国医疗卫生发展的重要战略方针,其旨在切实解决群众的就医负担,并为人民群体提供安全、有效、方便、价廉的医疗卫生服务为长远目标。在医改期间,深处于改革旋涡中的医护人员要同时面对工

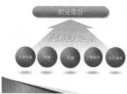

作上的重担与改革下的新形势、新方法,这给医护人员带来了巨大的压力。

(2)医患矛盾。社会竞争越来越激烈,医患矛盾得不到解决,伤医事件频频发生,使得医护人员处在重压之下,如果这些压力得不到释放或缓解,极易导致医护人员发生职业倦怠。

(3)个人因素。个体的应对方式、大五人格、A 型人格、D 型人格等是国外学者研究比较多的人格特质。任务导向型的应对被认为与职

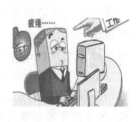

业倦怠降低有关,而情绪导向型的应对则会增加个体的职业倦怠,D 型人格由于会使护士的工作应激增多,因此也被认为会引起职业倦怠。

(4)组织因素。职业倦怠受组织因素的影响远甚于一般人口学资料。学者发现,工作量大、与周围同事关系差等都是高职业倦怠得分的危险因素。尤其需要注意的是,工作中缺乏同事的支持可显著降低个人的成就感得分。

三、职业倦怠的表现

职业倦怠最常表现出来的症状有 3 种。

(1)对工作丧失热情,情绪烦躁、易怒,对前

途感到无望,对周围的人、事物漠不关心。

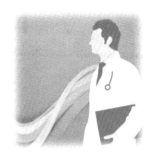

(2)工作态度消极,对服务或接触的对象越发没耐心、不柔和,如医护人员对工作厌倦而对患者态度恶劣、对检查和治疗敷衍了事等。

(3)对自己工作的意义和价值评价下降,常常迟到早退,甚至开始打算跳槽甚至转行。

四、预防与治疗

(1)关注医护人员的压力和焦虑、抑郁等情绪状况:应该成立专门的心理减压室,供医护人员在压力较大或有不良情绪难以宣泄时使用。

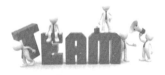

(2)团队协作。组建心理干预小组,定期为医护人员进行心理评估,及早发现高危群体并予以干预。

(3)识别职业倦怠的危险因素。区分造成医生、护士职业倦怠的不同危险因素、保护因素,针对压力知觉对医生职业倦怠的敏感作用和认知

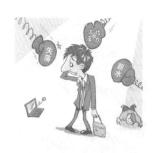

重评对护士职业倦怠的敏感作用，有针对性地采取措施减少职业倦怠。

（4）宣泄方式的培训。培训医生正确看待压力的方式以及宣泄压力的方式；培训护士科学的进行情绪调节，改变对负性情绪的认知，多感受正性情绪。

（5）关注高危人群。重视中年、已婚、学历水平高、中等长度工作时间等特征的医护人员的工作满意度，重视内科的职业倦怠发生情况，注意根据个人特点、科室特点安排合适的岗位职业，关心职工家庭中的困难并给予帮助，重视职业规划。合理安排工作任务，适当给予员工奖励，尤其应该注意合理排班、弹性排班，避免倒班对医护人员身心健康的损害。

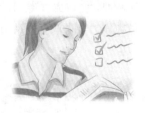

五、健康小贴士

1. 职业倦怠自评推荐

请跟我们一起完成下面的题目，测评一下自己是否已经产生职业倦怠了。认真阅读下列问题，请您根据自己的情况，从中选择符合自己情况的那一项。其中，A——从未如此；B——很少如此;C——说不清楚;D——有时如此;E——总是如此。例如,第一题:"对工作感觉到有挫折感",如果您从未如此,请在答题卡上"1"后面的括号里写上"A"。

(1) 对工作感觉到有挫折感。

(2) 觉得自己不被理解。

(3) 我的工作让我情绪疲惫。

(4) 我觉得我高度努力工作。

(5) 面对工作时,有力不从心的感觉。

(6) 工作时感到心灰意冷。

(7) 觉得自己推行工作的方式不恰当。

(8) 想暂时休息一阵子或另调其他职务。

(9) 只要努力就能得到好的结果。

(10) 我能肯定这份工作的价值。

(11) 认为这是一份相当有意义的工作。

(12) 我可以由工作中获得心理上的满足。

(13) 我有自己的工作目标和理想。

(14) 我在工作时精力充沛。

(15) 我乐于学习工作上的新知。

(16) 我能够冷静地处理情绪上的问题。

(17) 从事这份工作后,我觉得对人变得更冷淡。

(18) 对某些同事所发生的事我并不关心。

(19) 同事将他们遭遇到的问题归咎于我。

(20) 我担心这份工作会使我逐渐失去耐性。

(21) 面对民众时,会带给我很大的压力。

(22) 常盼望有假期,可以不用上班。

2. 计分方法

这个测试包括了职业倦怠的 3 个方面：情绪衰竭（1～8）、低个人成就（9～16）、人格解体（17～22）。其中，9～16 题为反向题，需要反向计分，即选 5 时计 1 分，选 4 时计 2 分，选 3 时计 3 分，选 2 时计 4 分，选 1 时计 5 分。其余题目正常计分。

将所有题目得分相加除以 22 得到平均分，即代表自己职业倦怠问题的严重程度。

1 分代表没有职业倦怠，5 分代表职业倦怠问题很严重。得分越高表明职业倦怠的程度越重。

也可以分别计算，看一看是那一部分出了问题：

前 8 题，按 a、b、c、d、e 五档分值依次为 1、2、3、4、5，分数总和除以 8 是最后得分。

中间 8 题，按 a、b、c、d、e 五档分值依次为 5、4、3、2、1，分数总和除以 8 是最后得分。

后 6 题，按 a、b、c、d、e 五档分值依次为 1、2、3、4、5，分数总和除以 6 是最后得分。

按照情绪衰竭、低成就感、人格解体 3 项得分，其中一项得分 2.5 分即视为中度职业倦怠。

3. 快乐工作的六法全书

（1）A 计划——（action）采取行动。当在原来组织发生问题时，问自己可以做些什么、自己有什么选择，可以主动和上级领导沟通发生了什么问题,应该如何解决等。A计划永远是优先的策略,也是改变问题的治本方法,其他都是辅助型的做法。

(2) B计划——(belief)调整观念。如果A计划无法解决,应该考虑调整自己的主观思想。有几个策略,例如比下有余的策略,还有一种人就是用乐观到底的策略。

(3) C计划——(catharsis)抒发情绪。可以找朋友把情绪抒发出来,情绪管理就像大禹治水一样,最好能够疏导。

(4) D计划——(distraction)散心调剂。如果生活上有一些兴趣、嗜好,能够让你暂时转移注意力,这是避开压力很好的辅助策略。

(5) E计划——(existentialism)发现意义。很多人倦怠是因为工作失去了意义。Existentialism是存在主义的意思,就是你做这个工作的意义是什么。必须好好地问自己,到底自己想要追求的是什么? 这个工作对你还有没有意义? 如果你连一点意义都找不到,也许就真的该考虑换工作了。

(6) F计划——(fitness)增强体能。就是强调要充电、饮食、营养、运动以及适当的医药,保持健康的身体。所有的心理健康其实是要以身体健康为基础,一个人假如能够生活作息正常、适当运动,活力充沛,就会跟倦怠状态有很大不同。

46

甲亢

一、疾病概述

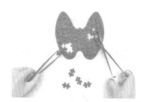

甲状腺功能亢进症简称"甲亢",是由于甲状腺合成释放过多的甲状腺激素,造成机体代谢亢进和交感神经兴奋,引起心悸、出汗、进食和便次增多和体重减少的病症。多数患者还常常同时有突眼、眼睑水肿、视力减退等症状。

二、常见病因

(1)甲亢的病因包括弥漫性毒性甲状腺肿(也称 Graves 病)、炎性甲亢(亚急性甲状腺炎、无痛性甲状腺炎、产后甲状腺炎和桥本甲亢)、药物致甲亢(左甲状腺素钠和碘致甲亢)、人绒毛膜促性腺激素(hCG)相关性甲亢(妊娠呕吐性暂时性甲亢)和垂体甲状腺刺激激素(TSH)瘤甲亢。

(2)临床上 80% 以上的甲亢是 Graves 病引起的,Graves 病是甲状腺自身免疫病,患者的淋巴细胞产生了刺激甲状腺的免疫球蛋白(TSI),临床上我们测定的 TSI 为促甲状腺素受体抗体(TRAb)。

（3）Graves 病的病因目前并不清楚，可能和发热、睡眠不足、精神压力大等因素有关，但临床上绝大多数患者并不能找到发病的病因。Graves 病常常合并其他自身免疫病，如白癜风、脱发、1 型糖尿病等。

三、临床表现

（1）甲状腺激素是促进新陈代谢，促进机体氧化还原反应，代谢亢进需要机体增加进食。

（2）胃肠活动增强，出现便次增多。

（3）虽然进食增多，但氧化反应增强，机体能量消耗增多，患者表现体重减少。

（4）产热增多表现怕热出汗，个别患者出现低热。

（5）甲状腺激素增多刺激交感神经兴奋，临床表现心悸、心动过速，失眠，对周围事物敏感，情绪波动，甚至焦虑。

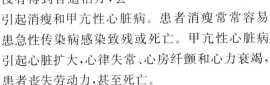

（6）甲亢患者长期没有得到合适治疗，会引起消瘦和甲亢性心脏病。患者消瘦常常容易患急性传染病感染致残或死亡。甲亢性心脏病引起心脏扩大、心律失常、心房纤颤和心力衰竭，患者丧失劳动力，甚至死亡。

47

甲状腺癌

一、疾病概述

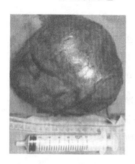

甲状腺癌（thyroid carcinoma）是最常见的甲状腺恶性肿瘤，约占全身恶性肿瘤的 1％，包括乳头状癌、滤泡状癌、未分化癌和髓样癌 4 种病理类型。以恶性度较低、预后较好的乳头状癌最常见，除髓样癌外，绝大部分甲状腺癌起源于滤泡上皮细胞。发病率与地区、种族、性别有一定关系。女性发病较多，男女发病比例为 1：（2～4）。任何年龄均可发病，但以青壮年多见。绝大多数甲状腺癌发生于一侧甲状腺腺叶，常为单个肿瘤。

二、常见病因

1. 碘与甲状腺癌

碘是人体必需的微量元素，碘缺乏导致甲状腺激素合成减少，甲状腺刺激激素（TSH）水平增高，刺激甲状腺滤泡增生肥大，发生甲状腺肿大，出现甲状腺激素，使甲状腺癌发病率增加，目前意见尚不一致。而高碘饮食可能增加甲状腺乳头状癌的发生率。

2. 放射线与甲状腺癌

用 X 线照射实验鼠的甲状腺,能促使动物发生甲状腺癌,细胞核变形,甲状腺素的合成大为减少,导致癌变;另一方面使甲状腺破坏而不能产生内分泌素,由此引起的 TSH 大量分泌也能促发甲状腺细胞癌变。

3. 甲状腺刺激激素(TSH)慢性刺激与甲状腺癌

血清 TSH 水平增高,诱导出结节性甲状腺肿,给予诱变剂和 TSH 刺激后可诱导出甲状腺滤泡状癌,而且临床研究表明,TSH 抑制治疗在分化型甲状腺癌手术后的治疗过程中发挥重要的作用,但 TSH 刺激是否是甲状腺癌发生的致病因素仍有待证实。

4. 性激素的作用与甲状腺癌

由于在分化良好甲状腺癌患者中,女性明显多于男性,因而性激素与甲状腺癌的关系受到重视。有人研究甲状腺癌组织中性激素受体,并发现甲状腺组织中存在性激素受体:雌激素受体(ER)和孕激素受体(PR),但对甲状腺癌的影响至今尚无定论。

5. 生甲状腺肿物质与甲状腺癌

凡能干扰甲状腺激素正常合成,而产生甲状腺的物质,就成为生甲状腺肿物质,包括木薯、萝卜、卷心菜、硫脲嘧啶、硫氰酸盐、对氨基水杨酸

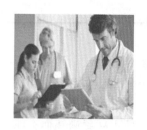

钠、保泰松、过氯酸钾、钴、锂盐等食物和药物，以及含硫碳氢化物、钙、氟过多的饮用水。

6. 其他甲状腺疾病与甲状腺癌

在一些甲状腺良性疾病如结节性甲状腺肿、甲状腺增生、甲状腺功能亢进症的患者中，有少数合并甲状腺癌。甲状腺腺瘤也有发生癌变的可能。

三、甲状腺疾病引起的心理疾病

目前大型医院存在较多的辐射源。例如，放射科、核医学科、介入室等等。医务工作人员可能接受到不同辐射的影响，从而影响甲状腺功能。

（1）焦虑。该类患者的自主神经系统功能异常，交感神经的兴奋性增强，存在失眠、紧张、记忆力下降、幻觉等现象，还会过度忧虑治疗效果，有抑郁倾向。

（2）急躁、多疑。该类患者敏感、易怒，情绪不稳定，有情绪障碍，而且生活能力有所下降。有时会因为一点小事大发雷霆，过分苛责家人或者医护人员。

（3）冷漠。该类患者以老年人居多，对自身疾病没有确切认知，且刻意忽视身体不适感觉，独自忍耐，延误治疗，加重病情。

甲状腺疾病造成的心理相关疾病中，以焦虑

和失眠出现的比例最高,同时对医务人员的工作和生活影响最大。

四、治疗和护理

(一)治疗原发病

甲状腺疾病治疗有3种方法,抗甲状腺药物治疗,放射碘治疗和手术治疗。放射碘治疗和手术治疗都属于破坏性治疗,甲状腺疾病不容易复发,治疗只需要一次。

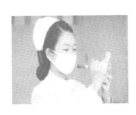

1. 抗甲状腺药物治疗

(1)抗甲状腺药物治疗适应范围广,无论大人小孩,男性还是女性,轻症或者重症甲亢,首次发病还是甲亢复发,孕妇或哺乳女性甲亢都可以用药物治疗。抗甲状腺药物有两种——咪唑类和硫氧嘧啶类,代表药物分别为甲巯咪唑(又称"他巴唑")和丙基硫氧嘧啶(又称"丙嘧")。

(2)药物治疗适合甲亢孕妇、儿童、甲状腺轻度肿大的患者,治疗一般需要1~2年,治疗中需要根据甲状腺功能情况增减药物剂量

(3)药物治疗有一些不良反应,包括粒细胞减少、药物过敏、肝功能受损、关节疼痛和血管炎,药物治疗初期需要严密监测药物的不良反应,尤其是粒细胞缺乏,需要告诫患者一旦出现发热和咽痛,需要立即检查粒细胞以便明确是否出现粒

细胞缺乏,一旦出现。立即停药急诊。药物治疗另一个缺点是停药后复发率高,在 50% 左右。

2. 放射碘治疗

(1)放射碘适合甲状腺中度肿大或甲亢复发的患者,医生根据患者甲状腺对放射碘的摄取率计算每个患者需要的放射剂量。

(2)放射碘对孕妇和哺乳妇女是绝对禁忌证。由于放射碘有一个延迟作用,随着时间推移,甲减发生率每年为 3% ~ 5%。放射碘治疗不适合有甲状腺眼病的甲亢患者,因为治疗后眼病可能会加剧。

3. 手术治疗

手术治疗适合那些甲状腺肿大显著,或高度怀疑甲状腺恶性肿瘤的,或甲状腺肿大有压迫气管引起呼吸困难者。手术前需要用药物将甲状腺功能控制在正常范围,术前还需要口服复方碘溶液做术前准备。

(二)心理行为干预

甲状腺疾病的治疗及预后与心理因素存在必然联系,临床中实施药物治疗的同时需结合针对性的心理疏导。医务人员虽然拥有专业的医疗知识,但是毕竟不是甲状腺疾病的专家,也并非心理咨询师,因此医务人员处于疾病状态时同样需要来自外界的心理疏导和医疗援助。

1. 失眠的干预

(1)忌临睡前进食。人进入睡眠状态后,机体活动节奏放慢,进入休息状态。临睡前吃东西,则胃肠、肝、脾等器官负担加重,大脑皮质主管消化系统的功能区也会被兴奋,在入睡后常产生恶梦。尤其是甲亢患者经常会有饥饿感,如果睡前出现严重的饥饿感或者赶上晚饭吃得太早,睡觉前已经感到饥饿的话,可少吃一些点心或水果(如香蕉、苹果等),但吃完之后,至少要休息半小时之后才能睡觉。

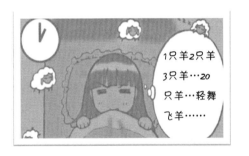

（2）忌睡前说话。甲亢患者常常思维亢进、跳跃,感觉有说不完的话。说话时容易使脑子产生兴奋,思想活跃,从而影响睡眠。因此,甲亢患者在睡前不宜过多讲话

（3）忌睡前用脑。如果脑子处于兴奋状态的话,即使躺在床上,也难以入睡,时间长了,还容易形成失眠症。

（4）睡眠"七大禁忌"。忌睡前激动;忌蒙头而睡;忌张口而睡;忌仰面而睡;忌开灯而睡;忌当风而睡;忌对炉而睡。

（5）科学睡眠。科学提高睡眠质量,尊重人

体作息规律,少熬夜早睡觉,减少与瞌睡的战争。医务人员因为工作性质的特殊性而常常黑白颠倒,在不值班的状态下养成早睡早起的好习惯,即使是甲亢导致大脑兴奋时也尽量躺卧于舒适的床上采用非药物的促进睡眠的措施缓慢入眠。

2. 焦虑的干预

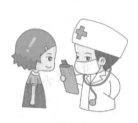

(1)形成正确的自我概念。患有甲亢的医务人员为了与病魔抗争,可以主动学习甲状腺疾病的相关知识以及疾病治疗过程中需要注意的事项,促进将自身良好的自我护理能力以及行为习惯建立起来。

(2)维持良好的生理功能。医务人员需要认真学习甲状腺疾病患者的饮食需求,为自己制定合适的营养食谱,选择食用高热量、高蛋白以及高维生素、高碳水化合物食品,禁止食用辛辣或者碘含量较高的食物,同时为了保证自身充足的睡眠,需禁止饮用咖啡以及浓茶等。

(3)形成正确的角色概念。患有甲状腺疾病的医务人员需要必要的心理疏导,同时还需要与同事和家属形成良好的沟通关系,获取更多的支持和帮助,减少自身的孤独感,使焦虑心理得以缓解,从而增强抵抗疾病的信心。

(4)治疗过程中相互依赖。在疾病治疗过程中,信任自己的主治医师,要求主治医师将疾病的治疗情况以及转归情况如实告知，做好一定的心理准备，对于甲状腺疾病造成的改变能够接受。同时，也将自己的病情和治疗以开放的心态如实告知家人和好友，得到家人和好友的理解和支持，众志成城，共同对抗甲状腺疾病。

五、护理小贴士

1. 耳穴

中医学认为人的五脏六腑均可以在耳朵上找到相应的位置，当人体有病时，往往会在耳廓上的相关穴区出现反应，刺激这些相应的反应点及穴位，可起到防病治病的作用，这些反应点及穴位就是耳穴。

2. 耳穴压豆法

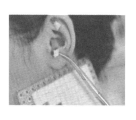

在耳针疗法的基础上发展起来的一种保健方法。具体操作是将表面光滑近以圆球状或椭圆状的中药王不留行籽或小绿豆等，贴于 0.6 cm×0.6 cm 的小块胶布中央，然后对准耳穴贴紧并稍加压力，使患者耳朵感到酸麻胀或发热。每天自行按压数次，每次 1～2 分钟。每次贴压后保持 3～7 天。

3. 耳穴压豆的关键是选准穴位

即耳廓上的敏感点，常用的选穴方法有以下几种：

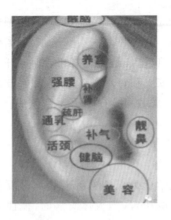

（1）直接观察法。对耳廓进行全面检查，观察有无脱屑、水泡、丘疹、充血、硬结、疣赘、色素沉着等，出现以上变形、变色点的相应脏腑器官往往患有不同程度的疾病，可以用耳穴贴压治疗。

（2）压痛点探查法。当身体患病时，往往在耳廓上出现压痛点，而这些压痛点，大多是压豆刺激所应选用的穴位。方法是，用前端圆滑的金属探棒或火柴棍，以近似相等的压力，在耳廓上探查，当探棒压迫痛点时，患者会呼痛、皱眉或出现躲闪动作。

医务工作者健康锦囊

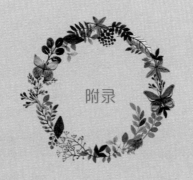

附录

大健康管理

目前,中国有了新的年龄段划分标准,45岁以下为青年,45～59岁为中年,60～74为年轻的老人或老年前期,75～89岁为老年,90岁以上为长寿老年人。中国人的平均寿命较几十年前明显延长,但是一些慢性非传染性疾病的发病率也逐年增加,人的寿命虽然延长了,但是生活质量却呈下降趋势,尤其是进入中年以后。如何提高中国人的整体生活质量已经成为备受关注的社会问题。国家卫生健康委员会以提高全民健康水平为己任,联合各级地方政府推行了一系列健康促进活动,更进一步强调了疾病的早期预防,疾病的预防并非空喊口号,而是体现在公共健康管理和公共安全管理两大方面,其中,公共健康管理包括体检、慢性非传染性疾病的预防、灾害应对;公共安全管理包括食品安全、科学健身、用药安全和睡眠管理。以上健康目标的实现,除了依靠医务人员的辛勤劳作,还要求广大群众摒弃不健康的生活方式,"管住嘴、迈开腿、多读书、少上网",按照专业人员和专业书籍的指导按部就班地管理自己的健康。

健康体检

健康体检是在身体健康时主动到医院或专门的体检中心对整个身体进行检查,主要目的是通过检查发现是否有潜在的疾病,以便及时采取预防和治疗措施。许多自以为健康的中年人健康情况很不乐观，50%以上的中年人不同程度地患有各种慢性非传染性疾病，如糖尿病、高血压、高血脂等。对于健康体检的频率，每个人应该根据自己的年龄、性别、职业、身体状况、家族病史等制订健康体检计划。健康状况良好的青壮年：每1～2年检查一次，检查的重点项目是心、肺、肝、胆、胃等重要器官，以及血压等。体质较差尤其是患有高血压、冠心病、糖尿病、精神疾病和肿瘤等带有遗传倾向类疾病家族史的人，至少每年检查一次。中老年群体患各种慢性非传染性疾病的概率增加，健康体检的间隔时间应缩短至半年左右。特别是步入60岁的老年人，间隔时间应在3～4个月，检查项目由医生酌情决定，但每次都应检查血压、心电图、X线胸透片和血尿便常规。鉴于糖尿病的发病率近年来显著增高，中老年人尤其是肥胖或有高血压、冠心病病史者，每次应注意检查尿糖及血糖。如果有条件，最好每次都能由固定的医生主持检查，以便全面、系统地掌握受检者的健康状况，对受检者进行保健指导。已婚妇女除进行上述检查外，还应定期（至少每年1次）检查子宫和乳腺，以便早期发现妇女多发的宫颈癌和乳腺癌。

慢性非传染性疾病的预防

常见的慢性病主要有心脑血管疾病、癌症、糖尿病、慢性呼吸系统疾病，其中心脑血管疾病包含高血压、脑卒中和冠心病。慢性病的危害主要是造成脑、心、肾等重要脏器的损害,易造成伤残,影响劳动能力和生活质量,且医疗费用极其昂贵,增加了社会和家庭的经济负担。慢性病的发病原因60%起源于个体的不健康生活方式,吸烟、过量饮酒、身体活动不足、高盐、高脂等不健康饮食是慢性病发生、发展的主要行为危险因素。除此之外,还有遗传、医疗条件、社会条件和气候等因素的共同作用。保持健康的生活方式是预防慢性非传染性疾病的关键,"合理膳食、适量运动、戒烟限酒、心理平衡"是预防慢性病的十六字箴言。"十个网球"原则颠覆了我们以往的饮食习惯,使我们的饮食更加科学、量化、易于管理,每天食用的肉类不超过1个网球的大小、每天食用的主食相当于2个网球的大小、每天食用的水果要保证3个网球的大小、每天食用的蔬菜不少于4个网球的大小。"十个网球"原则已经成为新的健康饮食标准。此外,每天还要加"四个一",即1个鸡蛋、1斤牛奶、1小把坚果及1块扑克牌大小的豆腐。

灾害应对

由于环境污染和人类不合理的开发,自然灾害发生的频率也呈现增加的趋势,地震、海啸、台风、泥石流、恶劣天气等每天都在世界各地轮番上演。自然灾害在给人类生产、生活造成不便外,也带来一系列公共卫生问题。一些传染病经常随着自然灾害的发生伺机蔓延，在抗震救灾的同时，卫生防护工作同样作为灾害应对的重点内容。国家卫生健康委员会每年都会发布各类灾害的公共卫生防护重点。比如，台风后的灾害防病要点为：清理受损的房屋特别是处理碎片时要格外小心；在碎片上走动时，需穿结实的鞋子或靴子，以及长袖衣服，并戴上口罩和手套；被暴露的钉子、金属或玻璃划伤时，应及时就医，正确处理伤口，根据需要注射破伤风针剂；不要生吃被掩埋和洪水浸泡过的食物；不要在密闭的避难所里使用木炭生火和使用燃油发电机，以免由于空气不流通导致一氧化碳中毒。此外，国家卫生健康委员会在全国自然灾害卫生应急指南中就每一种自然灾害都提出了相对应的卫生策略，其共同点是保护水源、食品的卫生，处理好排泄物，做好自身清洁防护工作。灾害无情，每个人参与其中，学会合理应对才能将损失降至最小。

食品安全

食品安全是目前全球关注的话题，因为食品安全是人类安身立命之本，食品不安全也是各种疾病的源头。不健康的饮食不仅会带来高血压、高血脂、糖尿病、肥胖等慢性病，还可能造成一些食源性疾病，包括食物中毒、肠道传染病、人畜共患传染病、寄生虫病等。关于食品安全，国家每年都会出台若干项食品安全标准，并将食品安全上升到立法的高度，形成了《中华人民共和国食品安全法》，严格规范食品添加剂的使用和食品的生产销售流程。作为一名中国公民，我们有责任履行《食品安全法》的规定，从自身做起，不购买、销售、食用存在安全风险的食品，坚持使用有正规渠道的食品，选择绿色健康食品，并非沉迷于宣传广告所说的"有机食品"，形成正确的食品观；除此之外，我们每个人都有监督管理的权利和义务，发现市场上销售和使用安全隐患的食品后，我们可以向食品管理相关部门检举或者投诉，起到规范食品市场、服务公共食品安全的作用。

科学健身

最近两年一股健身热潮席卷全国，健身的本质是各种类型的体育锻炼，体育锻炼不仅有塑身美体的功能，最重要的是，通过体育锻炼可以达到防病治病的功效，尤其是对一些慢性非传染性疾病（高血压、高血脂、糖尿病等）的管理，也经常被用于一些疾病康复期的功能锻炼，如中风、冠心病、心衰等疾病。2018 年，国家以"健康中国行-科学健身"为主旨在多个省市举办了百余场不同主题的科学健身运动，目的是向全国人民传达正确的健身理念，促进大家形成科学的健身行为，真正起到强身健体的作用。国家卫生健康委员会推荐：每周运动不少于 3 次；进行累计至少150 分钟中等强度的有氧运动；每周累计至少 75分钟较大强度的有氧运动也能达到运动量；同等量的中等和较大强度有氧运动的相结合的运动也能满足日常身体活动量，每次有氧运动时间应当不少于 10 分钟，每周至少有 2 天进行所有主要肌群参与的抗阻力量练习。但是，老年人应当从事与自身体质相适应的运动，在重视有氧运动的同时，重视肌肉力量练习，适当进行平衡能力锻炼，强健肌肉、骨骼，预防跌倒。儿童和青少年每天累计至少 1 小时中等强度及以上的运动，培养终身运动的习惯，提高身体素质，掌握运动技能，鼓励大强度的运动；青少年应当每周参加至少 3 次有助于强健骨骼和肌肉的运动。此外，特殊人群（如婴幼儿、孕妇、慢病患者、残疾人等）应当在医生和运动专业人士的指导下进行运动。

用药安全

"有病乱投医，无病乱吃药"的现象可见于每个年龄段的人群中，尤其多见于老年群体。电视、电脑等各种媒体上为了经济效益鼓吹药品的功效，以保健瓶冒充药物夸大功效，甚至售卖假药，老年群体因为文化程度、理解能力或者急于求成的心理作祟，常常轻信谣言购买和使用假药。屡有新闻曝光老年人因使用广告药品而导致经济损失、身体功能受损，甚至是失去生命的案例。WHO 的一项调查表明，全球每年约有三分之一的患者死于不明原因的用药。仅 2012 年一年，国家药品不良反应监测网络共收到不良反应报道事件 120 多万份，其中中老年患者占 44%。随着老龄化的到来，中国老龄人口的比例逐渐增多，而如何规范老年合理用药是中国亟须攻克的重大难题。因为疾病和个体的差异,不同的药品适用于不同的疾病,在不同的个体中起作用,因此求新求贵的用药观念都是错误的,没有最好的药,只有最适合的药。用药的前提是医生对病情的整体判断,根据老年患者的需求确定或者更改用药方案,老年患者切不可根据自己的理解盲目选择或更改用药剂量。老年人用药的首要误区就是自行停药,尤其多见于高血压患者,造成的不良后果就是反跳性的血压升高,甚至脑血管的破裂。在用药原则上,专家推荐,用药种类尽量少,能用一种药物解决问题,尽量不同时使用多种;用药从小剂量开始;药物方案简单容易遵从;首选副作用小的药物。本原则适用于所有年龄段的群体。但是,专家进一步指出,用药方案每一个阶段的决策应该由专业的医生和药剂师来完成,而非用药者本人。

睡眠管理

睡眠占据人体生命周期的三分之一时间,睡眠的好坏直接关系到人体的生存质量。睡眠障碍是指睡眠量不正常以及睡眠中出现异常行为的表现,也是睡眠和觉醒正常节律性交替紊乱的表现。睡眠不好会对机体产生一系列的危害,导致各种代谢紊乱,如新陈代谢紊乱、躯体(各脏器)的提早衰竭、免疫功能下降、大脑功能减退、内分泌功能紊乱等。长期睡眠不好还会影响心理健康,进一步使机体不能有效地抵抗和战胜疾病尤其要关注老人和儿童的睡眠质量。除了药物的治疗,睡眠质量的提高可以通过生活方式的改善来实现。关于睡眠管理,2017年世界睡眠日的主题是"健康睡眠,远离慢病",国家卫生健康委员会官方网站发布了很多篇关于睡眠管理的专家意见,首先,给自己一个舒适的睡眠空间,床要舒服,卧室内最好悬挂遮光效果好的窗帘,同时把门窗密封工作做好,省得外面的噪声吵到您的休息;然后,冬天气候干燥,在卧室里放一个加湿器会对睡眠起到好的作用。床头边放上一杯水,万一夜里渴了也不用起来找水喝,免得困意全消;其次,睡前不要服用让中枢神经兴奋的药物,咖啡、浓茶、巧克力都是睡前不该选择的食物。也有人认为,喝点酒可以帮助睡眠,其实不然,不少人酒醉睡醒后感到自己浑身无力、头也昏沉沉的,正是酒精使睡眠质量下降了。除了药物和生活方式干预,保持心情舒畅,适当减压也是快速入睡、提高睡眠质量的关键。

身体是革命的本钱,在大健康管理的背景下,国家和政府将更多的精力投入到疾病院前的预防和管理上,促进健康、保持健康、追求健康已经不单单是个体的选择,这份参与和热情已经上升到爱国的高度,建设健康中国、健康城市、健康农村已然是国家的重大政策。尤其是在老龄化社会、亚健康人群增多的背景下,对于全民健康的促进和管理更是一场持久攻坚战。秉持积极投身公益、热心科普、服务社会、惠及民众的原则，上海市老年慢病科普团队以科普系列丛书的形式，以职业人群为划分点，关注公共健康管理和公共安全管理，向大众传播科普知识，期望能够帮助广大职业群体形成健康理念，改善健康行为，养成健康体魄，从而助力健康中国的伟大建设。

医院就诊先知道——看病挂号一览表

症状	挂号科室
眩晕	
头晕与头的位置改变有关,如躺下或翻身头晕	耳鼻喉科
站不稳,眼球乱转,甚至意识不清	神经内科
晕时脖子疼,伴有手脚麻痹症状	骨科
晕时心前区疼痛、心慌,心脏不适	心内科
用眼过度时头晕	眼科
面色苍白	血液科
头痛	
伴有眩晕、耳鸣,或者鼻塞、流涕	耳鼻喉科
一侧头痛,疲劳、紧张时加重	神经内科
外伤引起的头痛	神经外科
肚子疼	
右上腹和右下腹的急性腹痛	普外科
腹泻伴发热	肠道门诊
腹痛伴尿急、尿频、尿痛、血尿	泌尿科
女性,停经后发生急性腹痛	妇科
腹痛伴有反酸、呕吐、腹泻	消化内科
胸痛	
胸口或胸前疼痛,有压迫感,伴有心慌气短	心内科
因骨折等外伤所致,弯腰、侧弯时疼痛加剧	骨科
胸骨后、心脏部位有紧缩感,持续3~5分钟	心内科急诊/胸痛中心

医务工作者健康锦囊

症状	挂号科室
腿疼	
仅某一关节肿、疼	骨科
两侧关节疼同时发作，首发于近端指间关节，休息后加重	风湿免疫科
腿肚肿胀，按压更疼，走路疼，休息能缓解	血管外科/普外科
打呼噜	
睡觉打呼噜，偶尔"暂停"三五秒，甚至因喘不过气，突然被憋醒	呼吸科/耳鼻喉科
过敏皮肤瘙痒、出红疹	变态反应科/皮肤科
其他	
牙疼、牙龈发炎、肿痛	口腔科
牙疼＋脸疼＋鼻塞	耳鼻喉科
经常运动后牙疼	心内科
失眠、压力大、焦虑	精神心理科
睡不着、睡不香	睡眠中心/神经内科/心理科

体检小贴士

◇ 胃镜检查您知多少?

◇ 肠镜检查您知多少?

◇ 医学影像学检查您知多少?

◇ 生化检查您知多少?

◇ 胃镜检查您知多少?

一、什么是胃镜检查?

胃镜是一种医学检查方法,也是指这种检查使用的器具。胃镜检查能直接观察到被检查部位的真实情况,更可通过对可疑病变部位进行病理活检及细胞学检查,以进一步明确诊断,是上消化道病变的首选检查方法。它利用一条直径约 1 cm 的黑色塑胶包裹导光纤维的细长管子,前端装有内视镜由嘴中伸入受检者的食道→胃→十二指肠,借由光源器所发出的强光,经由导光纤维可使光转弯,让医生从另一端清楚地观察上消化道各部位的健康状况。必要时,可由胃镜上的小洞伸入夹子做切片检查。全程检查时间约10 分钟,若做切片检查,则需 20 分钟左右。

二、哪些人需要做胃镜?

(1) 有消化道症状者,如上腹部不适、胀、痛、反酸、吞咽不适、嗳气、呃逆及不明原因食欲不振、体重下降、贫血等。

(2) 原因不明的急(慢)性上消化道出血,前者可行急诊胃镜。

(3) 需随访的病变,如溃疡病、萎缩性胃炎、癌前病变、术后胃出血的症状。

(4) 高危人群的普查:①胃癌、食管癌家族史;②胃癌、食管癌高发区。

三、哪些人不可以做胃镜?

(1) 严重的心肺疾患,无法耐受内镜检查者。

(2) 怀疑消化道穿孔等危重症者。

(3) 患有精神疾病,不能配合内镜检查者。

(4) 消化道急性炎症,尤其是腐蚀性炎症者。

(5) 明显的胸腹主动脉瘤患者。

(6) 脑卒中患者。

四、检查前的准备

(1) 专科医生会评估后为您开具胃镜检查申请单和常规的血液生化免疫检验,遵医嘱停服如阿司匹林片等的抗凝药物。通常胃镜检查是安全的,但检查前医生将告诉您可能会出现的风险并签署知情同意书。

(2) 检查前至少禁食、禁水 8 小时。水或食物在胃中易影响医生的诊断,且易引起受检者恶心呕吐。

(3) 如果您预约在下午行胃镜检查,检查前一天晚餐吃少渣易消化的食物,晚 8 时以后,不进食物及饮料,禁止吸烟。当日禁早餐,禁水,因为即使饮少量的水,也可使胃黏膜颜色发生改变,影响诊断结果。

(4) 如下午行胃镜检查,可在当日早 8 点前喝些糖水,但不能吃其他食物,中午禁午餐。

(5) 糖尿病者行胃镜检查,需停服一次降糖药,并建议备好水果糖。高血压患者可以在检查前 3 小时将常规降压药以少量水服下,做胃镜前应测量血压。

(6) 选择做无痛(静脉麻醉下)胃镜检查,需提前由麻醉师评估,签署麻醉知情同意书,检查当日家属陪同。

(7) 如有假牙,应在检查之前取下,以防脱落发生意外。

(8) 在检查前 3 分钟左右,医护人员会在受检者喉头喷麻醉剂予咽喉麻醉,可以使插镜顺利,减少咽喉反应。

五、检查时的注意事项

(1) 检查当日着宽松衣服。

(2) 左侧卧位侧身躺下,双腿微曲,头不能动,全身放松。

(3) 胃镜至食管入口时要配合稍做吞咽动作,使其顺利通过咽部。胃镜在通过咽部时会有数秒疼痛、想呕吐,这是胃镜检查时较不舒服的时刻。

(4) 当医生在做诊断时,不要做吞咽动作,而应改由鼻子吸气,口中缓缓吐气,不吞下口水,让其自然流到医护人员准备的弯盘内。

(5) 在检查过程中如感觉疼痛不适,请向医护人员打个手势,不可抓住管子或发出声音。

六、检查后的注意事项

(1) 胃镜检查后 2 小时禁食、禁水。若行活检者 2 小时后先进食水、温凉流质,逐步过渡到软饮食,2～3 天后恢复正常饮食,以减少对胃黏膜创伤面的摩擦。

(2)胃镜检查后有些人会有喉部不适或疼痛,往往是由于进镜时的擦伤,一般短时间内会好转,不必紧张,可用淡盐水含漱或含服喉片。

(3)注意观察有无活动性出血,如呕血、便血,有无腹痛、腹胀等不适,有异常时及时医院就诊。

(4)胃镜报告单检查结束后医生即时发出,病理报告单将在一周内发出。拿到胃镜和病理报告单后及时就医。

◇ 肠镜检查您知多少？

随着人们经济生活水平的极大提高，生活物资的极大丰富，高蛋白、高脂肪饮食几乎天天有，肥胖到处见。同时，办公室一族增多，缺少运动引起的肛肠疾病屡见不鲜。好在，当我们的生活条件改善的同时，我们的健康防护意识也在增强。一些较特殊的健康检查项目也逐渐为人们所接受，包括结肠镜检查。

一、什么是结肠镜检查？

结肠镜检查是将一条头端装有微型电子摄像机的肠镜，由肛门慢慢进入大肠，将大肠黏膜的图像同步显示在监视器上，以检查大肠部位的病变。近年来，随着科技的不断发展，新一代结肠镜的构造更加精密、功能更加强大，可以完成从检查到治疗的一系列操作。

结肠镜诊治过程中虽然会有些腹胀不适或轻微疼痛，大多数人都可以耐受。也有少部分人由于大肠走行的差异、腹腔粘连的存在以及患者痛觉比较敏感，或者镜下治疗需要的时间较长等因素，难以耐受结肠镜检查。对于这部分人群，可以通过静脉给药对患者实施麻醉、镇静、镇痛等处理，保证患者处于浅的睡眠状态或清醒而无痛苦的感觉中，完成结肠镜的诊治，这就是无痛肠镜技术。

二、肠镜检查有什么作用?

肠镜健康检查源于医学界对大肠癌(结直肠癌)及其癌前病变的认识,以及结肠镜检查技术的提高。结直肠癌是全世界仅次于肺癌的"癌症大户",关键问题在于这种病的早期症状几乎难以察觉。许多肠癌在确诊时已到中晚期,治疗效果大打折扣。肠镜检查是目前发现肠道病变,包括良恶性肿瘤和癌前病变的最直观、最有效的方法。因此,肠镜检查目前作为诊断肠道疾病的"金标准",运用越来越广泛。

三、哪些人需要做肠镜检查?

肠镜的适应证非常广泛,凡没有禁忌证且愿意进行肠镜检查的任何人都可以接受肠镜检查。通常情况下,结肠镜检查不会包含在常规体检项目中,即一个正常人不需要每年例行体检时做肠镜检查。对于每年常规体检的正常人,建议50岁开始增加肠镜检查项目。这里的正常人指:既往无任何疾病或无特别可能的高危因素者。但当您符合以下情况之一时请及时前往正规医院行结肠镜检查。

(1)原因不明的下消化道出血(黑便、血便)或粪潜血试验阳性者。

(2)大便性状改变(变细、变形),慢性腹泻、贫血、消瘦、腹痛原因未明者。

(3)低位肠梗阻或原因不明的腹部肿块,不能排除肠道病变者。

（4）慢性肠道炎症性疾病,需要定期结肠镜检查。

（5）钡剂灌肠或影像学检查发现异常,怀疑结肠肿瘤者。

（6）结肠癌手术后、结肠息肉术后复查及随访。

（7）医生评估后建议做结肠镜检查者。

四、哪些人不适合做结肠镜检查?

结肠镜检查不是任何人任何情况下都适合做的,一般而言,存在以下情况时暂时不适合接受结肠镜检查。

（1）有严重的心脏病、肺病、肝病、肾病及精神疾病等。

（2）怀疑有肠穿孔、腹膜炎者。

（3）有严重的凝血功能障碍或其他血液病。

（4）年龄太大及身体极度虚弱者。

（5）妊娠期可能会导致流产或早产。

（6）炎症性肠病急性活动期及肠道准备不充分者为相对禁忌证。

五、做肠镜前的准备

在做结肠镜之前是有很多注意事项的,不能吃什么,不能做什么需要了解,不然肠道准备不充分会影响检查结果。常规的检查前准备如下:

（1）专科医生会评估您需要和进行肠镜检

查,医生将为您开具肠镜检查申请单,和常规的血液生化免疫检验。通常结肠镜检查是安全的,但术前医生将告诉您可能会出现的风险并签署知情同意书。

(2)检查前 2 天不吃红色或多籽食物,如西瓜、西红柿、猕猴桃等,以免影响肠镜观察。检查前 1 天午餐、晚餐吃少渣半流质食物,如稀饭、面条,不要吃蔬菜、水果等多渣的食物和奶制品。

(3)检查前 4～6 小时冲服聚乙二醇电解质散溶液行肠道准备。如您预约在下午行肠镜检查,检查前日可少渣饮食,当日早餐禁食,上午 8～10 时冲服聚乙二醇电解质散溶液行肠道准备。中午中餐禁食。

(4)聚乙二醇电解质散溶液配置和口服方法:目前临床上常用的聚乙二醇电解质散有舒泰清、恒康正清等。取 2～3 盒(由医生根据您的体重等因素确定用量)放入 3 000 ml(约普通热水瓶两水瓶)温开水的容器中搅拌均匀,凉至 45～50 ℃后,每 10 分钟服用 250 ml,2 小时内服完。如有严重腹胀或不适,可减慢服用速度或暂停服用,待症状消失后再继续服用,直至排出清水样便。如果无法耐受一次性大剂量聚乙二醇清肠时,可采用分次服用方法,即一半剂量在肠道检查前一日晚上服用,另一半剂量在肠道检查当日提前 4～6 小时服用。另外,服用清肠溶液时可采取一些技巧促进排便,避免腹胀和呕吐:①服用速度不宜过快;②服药期间一定要来回走动(基本按照每喝 100 ml 走 100 步的标准来走动）；③轻柔腹部,这样可以促进肠道蠕动,加快排便；④如对药物的味道难以忍受,可以适时咀嚼薄荷口香糖。

（5）肠镜检查前可服用高血压药,糖尿病药物检查前可停服一次,阿司匹林、华法林等药物至少停药 3～5 天以上才能做检查,其他药物视病情而定并由医生决定。

（6）检查前请带好您的病历资料、原肠镜检查报告等,以方便检查医生了解和对比病情的变化。检查前请妥善保管好您自己的贵重物品。

（7）选择无痛肠镜检查时需要提前行麻醉评估,麻醉师评估符合无痛检查者须签署麻醉知情同意书,检查当日须有家属陪同。

（8）检查当日准备好现金或银行卡,肠镜检查可能附加无痛麻醉、病理活检等诊治项目需另行记账或缴费。

六、肠镜检查痛苦吗？

很多人都觉得做肠镜检查会非常的痛苦,但是随着现代内镜设备的飞速发展和内镜检查技术的日益成熟,大多数人可以较好地耐受结肠镜检查,可能会感到轻微腹胀,但不会感到明显的疼痛。对疼痛比较敏感者,可以考虑选择无痛结肠镜检查,麻醉师在检查前给您注射短效静脉麻醉药,让您在没有疼痛的状态下接受检查。

七、肠镜检查过程中的注意事项?

如果您选择的无痛结肠镜检查,您将会在麻醉没有疼痛的状态下完成肠镜检查。当您选择普通肠镜检查时,心理上不要太紧张,大多数人都能耐受检查的,检查时有任何不适可与医生进行交流。

护士会让您在检查台上左侧卧位、环曲双腿,请尽量放松全身和肛门部,做好缓慢呼吸动作,配合肠镜的插入。肠镜插入和转弯时可能有排便感、腹痛感、牵拉感,为使肠管扩开便于观察,医生要经肠镜注入空气或二氧化碳气体,您会感到腹胀,这时医生也会告诉您改变体位来配合完成检查。

肠镜检查进镜时间为 2～15 分钟,退镜时间要求至少 8 分钟以上。检查过程中医生如发现息肉等病变将会为您做活检做切片病理检查,钳夹时不会有疼痛感。

八、结肠镜检查后的注意事项

(1)肠镜检查后可能会出现腹胀、腹鸣、肛门不适等,一般休息片刻,注入的二氧化碳气体会经肠管吸收或经肛门排气后会自然好转。

(2)肠镜检查后若无腹部不适可吃少量软小点心和巧克力等,检查后当日进流质或半流质饮食,忌食生、冷、硬和刺激性的食物,不要饮酒。

(3)无痛肠镜检查后可能出现头昏、乏力、恶心或呕吐等表现请及时告知医生,留观 1～2 小时好转后方可离院。当日应在家休息,24 小时内不得驾驶汽车、电动车、攀高、运动等。

（4）少数如出现较剧的腹痛应在院观察、禁食、补液,通常肛门排气数小时后会好转。如检查结束回家后出现腹痛加剧、便血、发热等异常情况,请及时来院就诊。

（5）肠镜报告单检查结束后医生即时发出,病理报告单将在一周内发出。拿到肠镜和病理报告单后及时就医。

◇ 医学影像学检查您知多少?

随着计算机技术的飞速发展,传统的放射科已发展成为当今的医学影像科,大体上包括 X 线、CT、磁共振、DSA、超声、核医学。其中 X 线、超声检查作为中华医学会健康管理学分会依据《健康体检基本项目专家共识(2014)》列出的体检"必选项目"和 CT、磁共振等检查在临床上越来越普及。但这些项目检查结果的真实性会受到各种因素的干扰,因此了解影像学各种常规检查的注意事项,可避免这些不利因素影响检查结果的准确性。

一、普通放射检查

(1) X 线具有一定的辐射效应,孕妇慎做检查,请在医生指导下合理选择。

(2) 在您付费后需到放射科登记窗口登记,一般无需预约当日即可检查。

(3) 检查前需去除检查部位的金属、高密度饰品、橡筋、印花、膏药等物品,穿着棉质内衣(女性做胸部检查需脱去胸罩),避免干扰图像质量,影响诊断结果。

二、CT 检查

(1) 在您付费后前往放射科登记窗口登记,有时候需要预约,不能当天检查。

(2) 怀孕期间,禁止 CT 检查。

（3）检查前去除需要检查部位的外来金属物。① 检查头部：去除发夹、项链、耳环、活动假牙等。② 检查胸部：去除项链（包括金属、玉石挂件等），带有钢丝的胸罩，金属纽扣、拉链、口袋内钥匙、硬币等。③ 检查腹部：去除皮带、拉链、钥匙和硬币等。

（4）行上腹部 CT 检查需空腹，并于检查前口服水约 800 ml，目的是充分显示胃肠道，区分与其相邻的解剖结构关系（急诊及外伤病员除外）。下腹部、盆腔 CT 检查需依具体检查项目由医生告知是否空腹。检查当日按医生要求口服含造影剂的水，不能排尿，膀胱需储中等量尿量，尿液充盈后请告知医护人员安排检查。

（5）CT 检查被检查者要与检查者密切配合，听从指令，如平静呼吸、屏气等。

（6）如需增强扫描请告知医生您的过敏史既往疾病史，严重心、肝、肾功能不全、严重甲状腺功能亢进和碘剂过敏者为增强扫描的禁忌证。检查需家属陪同，并签署增强扫描知情同意书。

三、磁共振检查

（1）在您付费后前往放射科登记窗口登记，需要预约，不能当天检查。

（2）体内有磁铁类物质者，如装有心脏起搏器（特殊型号除外）、冠脉支架、颅内动脉瘤夹、电子耳蜗以及高热的患者，以及孕三个月内的孕妇禁止做磁共振。

（3）装有助听器、胰岛素泵、动态心电图的患者,检查之前应去除。

（4）上腹部磁共振检查前应禁食禁水至少 8 小时。

（5）磁共振检查前应去除身上铁磁性物品及电子产品,如手机、硬币、钥匙、打火机、手表、活动性假牙、牙托、发夹、发胶、假发、接发、眼镜、拉链、首饰以及各种磁卡、存折等,如无法去除,请及时向医护人员说明。

（6）女性检查前请先去除胸罩,检查盆腔请先除去节育环。

四、B超

B型超声检查的范围很广,不同的检查部位,检查前的准备亦不同。

（1）腹部检查:包括肝、胆、胰、脾及腹腔等。检查前一天晚餐要以清淡为主,晚餐后就不可以吃东西。当天检查不可以喝水,要保证检查时在空腹状体下完成。

（2）妇科检查:应该饮水憋尿,当膀胱充盈后,挤开肠管,让超声更好的穿透到盆腔,清晰的显示子宫及卵巢的正常与异常。

（3）泌尿系检查:应该多饮水,当膀胱充盈后,内部的结石、肿瘤、息肉等,即能更好地显示。

（4）体表肿物及病变:可以即时检查,一般无特殊准备。

（5）心脏及四肢血管检查,亦无须准备。

◇ 生化检查您知多少?

生化全套检查是指用生物或化学的方法来对人体进行身体检查。生化全套检查的内容包括:肝功能、血脂、血糖、肾功能、尿酸、乳酸脱氢酶、肌酸激酶等。用于常规体检普查,或疾病的筛查和确证试验。

一、影响检验结果准确性的因素

(1) 年龄和性别:年龄和性别对检查结果的影响相对表现为长期性效应。有些检查项目的参考范围按年龄(新生儿、儿童期至青春期、成人和老年人)进行分组。

(2) 性别:由于男女生理上天然不同,有些检查项目如红细胞计数、血红蛋白、血清蛋白、肌酐、尿素、胆固醇等,男性都高于女性。

(3) 生物变异:主要包括体位、运动、饮食、精神紧张程度、昼夜更替、睡眠与觉醒状态等变化。例如,血清钾在上午 8 时浓度为 5.4 mmol/L,在下午 2 时可降为 4.3 mmol/L,等等。因此,有些项目的检查,对标本采集时间有严格要求。居住在高原地区的人,血红细胞计数、血红蛋白浓度都要高;居住在含钙、镁盐类较多地区的人,血胆固醇、三酰甘油浓度增高。人体许多物种浓度可随季节发生变化,夏季血液三酰甘油浓度可增加10%。感受冷热和精神紧张也可引起血中许多物质浓度改变。

（4）饮食习惯：进食不久就立即采血检查，学糖、血脂会明显增高，高脂血标本可影响许多物质的检查结果，因此有许多检查项目，均要求前一天晚上 8 时后禁食。喝咖啡或喝茶可使血糖浓度明显增高，长期饮用使血清三酰甘油增高，咖啡因有利尿作用，可使尿中红细胞、上皮细胞等排出增多。进食麦麸等可阻止肠道吸收胆固醇、三酰甘油，进食多纤维食物使血胆固醇浓度减低。高蛋白饮食使尿素氮浓度成倍增高，高脂肪饮食使血总脂肪增高。长期素食者，血低密度脂蛋白、极低密度脂蛋白、胆固醇和三酰甘油浓度仅为荤素混合食谱者的 2/3，而胆红素浓度较高。减肥者因禁食不当，血糖和胰岛素减低，而胰高血糖素和血酮体可明显增高。轻度酒醉时，血糖浓度可增加 20%～50%，常见发生低血糖、酮血症及三酰甘油增高；慢性酒精中毒可使血清谷丙转氨酶等活性增高。每吸入 1 支烟，在 10 分钟内血糖浓度就可增加 0.56 mmol/L，并可持续 1 小时之久；胆固醇、三酰甘油、红细胞计数和白细胞计数都增高。

（5）运动影响：运动对检查结果的影响程度，与运动强度和时间长短有关。轻度运动时，血清胆固醇、三酰甘油浓度可减低并持续数天；步行 5 分钟，血清肌酸激酶等活性轻度增高；中度运动时，血葡萄糖浓度增高；剧烈运动时，血三酰甘油浓度明显减低。

（6）采血部位：从卧位到直立时，血液相对浓缩,谷丙转氨酶等活性增高 5%,胆固醇浓度增高 7%,三酰甘油浓度增高 6%。

(7) 标本送检时间:大多数生化检查项目从采集到检验的时间要求越短越好,最好在 1 小时内。

(8) 用药情况:药物对检验结果的影响是多方面的。例如,青霉素、地高辛等药物使体内肌酸激酶等活性增高,维生素 A、维生素 D 可使胆固醇升高,利尿剂常引起血清钾、钠浓度出现变化。

二、生化检查前准备

一般而言无论您是门诊就医或是参加健康体检行生化检查,都应遵照医嘱,控制食物、药物等各种相关的干扰因素,在采集标本前还应告知医生有关自己的饮食、用药等情况,不要心理假定医生会知道每种可能的情况。只有您与医生双方共同努力,才能保证检查结果的准确性。

(1) 需要空腹:生化检查前保持空腹,最好在前一天晚上 8 时后不再进食,第二天早上不吃早饭直接进行抽血生化检查。

(2) 不可饮酒:酒精会影响到部分化学反应,导致检查结果错误,在生化检查前一定不饮酒。

(3) 检查前不可过量运动:抽血前 2~3 天建议不要做过猛的健身运动,大量运动会导致机体的转氨酶等含量变化,导致检查结果不准确。因此建议在生化检查前 2 天起保持常态活动量,不在剧烈活动后检查。

（4）**药物干扰**：由于药物对检验结果的各种影响，建议您在抽血前 2～3 天内咨询医生，在其指导下调整用药。

（5）**控制饮食**：不同的检验项目要问清医生，区别对待。大多数生化检查项目都要禁食 12 小时，禁水 8 小时，如果检测餐后血糖，则一定要吃饭后再做检查。血脂检查之前建议不要吃含油脂过高的食物，如荷包蛋、排骨汤等。

（6）抽血检查当天，不要穿袖口过小、过紧的衣服，以避免抽血时衣袖卷不上来或抽血后衣袖过紧，引起手臂血管血肿。